Yvonne Schiersch

Der große Gesundheitsratgeber

Warum wir immer kränker werden und was wir dagegen tun können

Bibliografische Information der Deutschen Nationalbibliothek:
Die Deutsche Nationalbibliothek verzeichnet diese Publikati-
on in der Deutschen Nationalbibliografie; detaillierte bibliografische Daten sind im Internet über dnb.dnb.de abrufbar.

© 2017 Yvonne Schiersch
Herstellung und Verlag:
BoD – Books on Demand, Norderstedt

ISBN: 978-3-7460-4891-8

Inhalt

Vorwort

In meiner Zeit als Journalistin für gesundheitliche Themen kam ich nach einigen Jahren der Erfahrung zu folgenden Schlüssen: Es sind immer die gleichen Dinge, die uns krankmachen. Gründe für die Entstehung von Krankheiten liegen in der Ernährungsweise, im Bewegungsmangel und im (chronischen) Stress, der zum Beispiel durch Umweltgifte, emotionale Belastungen oder andauernde Überforderung im Alltag entsteht. Daher habe ich dieses Buch geschrieben. Ich möchte mich auf Ursachenforschung begeben, möchte die Zusammenhänge erläutern, warum viele Erkrankungen heute so verbreitet sind und was jeder einzelne von uns dagegen tun kann.

Eine wesentliche Rolle spielt dabei der Stress. Wir alle in der westlichen Welt leben mittlerweile nur noch in einem Hamsterrad, aus dem wir nicht mehr herauskommen, dem wir uns nicht entziehen können. Unser Leben ist so durchgeplant und so voller Termine, dass der Einzelne sehr häufig in einem extremen Stresszustand lebt. Noch nie waren so viele Menschen von Burnout und Überlastung betroffen wie in unserer modernen Welt. Stress spielt bei der Entstehung der meisten Krankheiten eine entscheidende Rolle und viele vorhandene Krankheiten verschlimmern sich unter seinem Einfluss maßgeblich. Gerade wenn er dauerhaft besteht und nicht mehr nur sporadisch auftritt, stellt er eine unglaublich große Gesundheitsgefahr dar. Es wird Zeit, dass wir das erkennen und versuchen, etwas in unserem Alltag zu verändern, damit wir wieder gesünder und erfüllter leben können. Leider ist Stress aus unserem Alltag nicht mehr wegzudenken. Immer und überall prasselt er auf uns ein. Ob im Job, in Haushalt, der Familienarbeit oder der Freizeit. Irgendwie und irgendwann ist uns die Ruhe abhandengekommen. Die Muße. Die Mitte. Wir ertragen Langsamkeit nicht mehr. Nichts geht uns schnell genug. Nichts gelingt uns gut genug. Wir können uns nicht mehr mit dem Mittelmaß zufrieden geben. Bei allem muss stets das Beste her, muss das Beste geleistet werden. Sonst fühlen wir uns einfach nicht gut. Wir haben zu nichts mehr Zeit, schon gar nicht für die schönen Dinge des Lebens oder gar für uns selbst. Wir stopfen die falschen Nahrungsmittel in uns hinein, statt gut für uns zu kochen und uns zu er-NÄHREN. Wir werden dick, krank und hören auf zu denken. Hören auf nachzudenken, über das, was wir tun, essen und bleibenlassen. Wie die Lemminge stürzen wir uns gleichgültig in den Abgrund und klopfen uns dabei noch auf die Schulter, weil wir uns für wahnsinnig fleißig halten. Wir laufen einfach weiter in unserem Hamsterrad aus Job, Familie und Alltag. Weiter und weiter. Gönnen uns keine Rast. Keine Ruhe. Keinen Stopp, der uns innehalten lässt. Der uns darüber nachdenken lässt, was genau wir da eigentlich tun. Ob wir überhaupt so leben wollen, wie wir es tun.

Wir sitzen zu viel, bewegen uns zu wenig und machen unseren Körper dadurch noch kranker. Stress – das wohl größte Gebrechen unserer Zeit. Stress plagt uns jeden Tag. Jeden Tag ertragen wir ihn, obwohl wir ihn nicht leiden können, denn er belastet uns, sowohl im privaten als auch im beruflichen Leben. Er macht uns wuselig im Kopf, macht uns schlechte Laune, macht uns verrückt. Er ist zu unserem steten Begleiter geworden, für viele Menschen der beste Freund. Dabei ist er tückisch und will nichts weiter von uns als unseren Untergang. Er ist immer da wie ein Parasit, von dem du dich nicht befreien kannst.

Wir halten uns für toll, weil wir in der Lage sind, viele Dinge zur gleichen Zeit zu erledigen. Nur wer multi-tasking-fähig ist, ist cool. Alle anderen sind mega-out. Bullshit! In der Ruhe liegt die Kraft! So lautete die Gleichung zumindest früher. Kennt irgendjemand seine Oma gestresst? Seinen Opa? Stress nervt nicht nur, wenn er uns permanent begleitet, er raubt uns auf Dauer auch sämtliche Lebensfreude, all unsere Energie und unser höchstes Gut: unsere Gesundheit.

Wie schaffen wir es nur, aus diesem Hamsterrad herauszukommen und endlich wieder gesünder und glücklicher zu leben? Dies ist die Frage aller Fragen. Denn: Gesundheit ist zwar nicht alles, aber ohne Gesundheit ist alles nichts. Macht nichts mehr Spaß. Macht nichts mehr Sinn. Gesundheit bildet die Basis für ein zufriedenes Leben. Dieses Buch ist ein Versuch, wie wir uns als Individuen einer sich selbst schadenden Gesellschaft wieder in die richtige Richtung bewegen können. Auch wenn es ganz doll schwerfällt, sich häufiger zu bewegen oder auf sich und seine innere Stimme zu hören. Auch wenn es im hektischen Alltag kaum zu schaffen ist, auf eine ausgewogene Ernährung und ausreichend Sport zu achten.

Fang damit an, auf dich achtzugeben! Jetzt! Je früher, desto besser. Bevor du krank wirst. Denn: Es ist DEIN Job. Den macht niemand außer dir. Diese Aufgabe kannst du nicht outsourcen. Der amerikanische Business-Philosoph Jim Rohn sagte einmal: „Kümmere dich um deinen Körper. Es ist der einzige Ort, den du zum Leben hast." Wie wahr! Du hast nur dieses eine Zuhause und – anders als aus deiner Wohnung – kannst du aus diesem nicht ausziehen. Dein Körper verdient es, gut behandelt zu werden. Schließlich ackert er jeden Tag für dich. Ununterbrochen. Er hält dich am Leben und hilft dir dabei, deinen Alltag zu bewältigen. Er hilft dir in schwierigen Zeiten über die Tiefs hinweg. Wenn du ihn missachtest, ihn mit Füßen trittst, tritt er irgendwann zurück. Wie ein trotziges Kind. Dann reagiert er auf die Vernachlässigung mit Streik, und wenn du Pech hast mit einem unbefristeten. Dann hast du den Salat.

Also tue lieber rechtzeitig etwas! Ziehe die Notbremse, bevor du richtig krank wirst oder ändere spätestens dann etwas, wenn dich eine schlimme Krankheit ereilt hat! Nur du hast die Macht, dir selbst Gesundheit zu schenken. Kein Arzt kennt dich und deine Bedürfnisse so gut wie du selbst. Nimm deine Gesundheit selbst in die Hand! Fühl dich für sie verantwortlich! Natürlich kannst du den Arzt nicht ersetzen, aber du kannst lernen, wieder auf deinen inneren Arzt zu hören, auf deine Intuition. Und: Du kannst dich bilden. Es gibt schon viele Erkenntnisse im Bereich Gesundheit. Auch dazu, welchen Einfluss unsere seelische Verfassung und unsere Gedanken auf unsere (körperliche) Gesundheit haben. Wir wissen schon so viel, müssen es nur noch irgendwie schaffen, dieses Wissen in unser aller Leben praktisch umzusetzen. Ich hoffe, ich kann mit diesem Buch einen wichtigen Beitrag dazu leisten. Ich möchte dir wertvolle Tipps mit auf den Weg geben, die du in deinem Alltag anwenden kannst – wenn du möchtest. Damit du es schaffst, dich auf körperlicher, seelischer und mentaler Ebene wieder wohler zu fühlen oder deine gute Gesundheit weiterhin zu erhalten.

Der Einfluss der Ernährungsweise auf unsere Gesundheit

Warum Bluthochdruck, Diabetes und Co. auf dem Vormarsch sind

Unsere moderne Zeit ist von Hektik, Bewegungsmangel und einer ungünstigen Ernährungsweise geprägt. Für eine gesunde Ernährung mit frischen Zutaten bleibt wegen des hohen Arbeitspensums vieler Arbeitnehmer häufig kaum noch Zeit. Daher stillen wir unseren lästigen Hunger mit lauter ungesunden Dingen. Futtern Kekse, Fertiggerichte wie Pommes oder andere fettreiche und zuckerreiche Speisen – im großen Stil. Leider bleibt diese unausgewogene Ernährung auf Dauer nicht ohne Folgen. Der Mix aus zu vielen tierischen Fetten und dem extrem hohen Zucker-/Kohlenhydrate-Gehalt vieler Lebensmittel in Kombination mit unzureichender körperlicher Bewegung führt dazu, dass die Menschen immer mehr an Gewicht zunehmen und die heutigen Volkskrankheiten entstehen. Doch warum greifen wir so gern zu Süßem und Fettem?

Ganz einfach: Unser Gaumen liebt Dinge, die gut schmecken. Daher bevorzugt er den süßen Geschmack. Aber auch Fettes lässt sein Herz höher schlagen. Diese Prägung rührt wohl noch aus der Urzeit. Schon damals wusste der Mensch, süße Beeren sind reich an Energie und fette Nahrung wie Fleisch sichert das Überleben. Allerdings ist Nahrung heute im Überfluss vorhanden, überall und rund um die Uhr verfügbar. Da zudem etliche Menschen tagtäglich ihren Beruf im Sitzen ausüben, werden die aufgenommenen Kalorien gar nicht aufgebraucht. Die Folge: Es lagern sich Fette in den körpereigenen Depots ein, als Vorrat für schlechte Zeiten. Doch diese kommen gar nicht. Und so verbleiben die Fettreserven in den Depots, der Mensch wird dicker und dicker.

Durch den übermäßigen Stress, den wohl die meisten von uns heute haben, futtert er sich an Snacks wie Kartoffelchips oder anderen Dickmachern wie Schokolade satt. Auf die Art greift das Problem mit dem Übergewicht immer weiter um sich. Die gesättigten Fettsäuren lagern sich verstärkt in den Blutgefäßen ab, der Cholesterinspiegel steigt. Es kommt zur schlechteren Durchblutung, Herzkreislauf-Erkrankungen wie Bluthochdruck oder Herzinfarkt werden wahrscheinlicher. Doch das Fett ist im Grunde nicht das Hauptproblem. Das liegt hauptsächlich in den industriell hergestellten Auszugsmehlen und dem raffinierten Zucker. Denn der übermäßige Verzehr dieser Lebensmittel bringt den gesamten Stoffwechsel durcheinander. Ist der Blutzuckerspiegel in Folge eines zu hohen Zuckerkonsums dauerhaft über dem Normalwert, spricht man von einem Diabetes mellitus oder der Zuckerkrankheit.

Eine ungünstige Ernährungsweise mit reichlich zucker-/kohlenhydrathaltigen und fettreichen Speisen, aber zu wenigen Vitalstoffen aus Obst und Gemüse sowie Vollkornprodukten bereitet den idealen Nährboden für die modernen

Zivilisationskrankheiten. Denn wo viel Zucker und viele leere Kohlenhydrate etwa in Form von Süßwaren und Weißmehlerzeugnissen aufgenommen werden, steigt der Insulinspiegel und dadurch wird Fett nicht mehr ausreichend verbrannt. Der Körper ernährt sich dann lieber vom Zucker statt vom aufgenommenen Fett.

Zudem führt ein dauerhaft zu hoher Zuckerkonsum zu zahlreichen Entzündungen und Fehlregulationen im Körper. Daher sind inzwischen so viele Menschen von Allergien, allergischem Asthma und Autoimmunerkrankungen betroffen. Schon unsere Kinder leiden an den Folgen der gesellschaftlich weit verbreiteten säureüberschüssigen, kohlenhydratreichen Ernährung an allergischen Reaktionen, Übergewicht und Bluthochdruck. Aber auch Gelenkentzündungen wie Rheuma und die untergeordneten Erkrankungen wie Gicht oder Arthritis nehmen immer weiter zu. Als Spätfolge unseres ungesunden Lebensstils kann es zu Herzinfarkt, Diabetes und sogar Krebs kommen.

Auch psychische Erkrankungen und Verstimmungen wie die Depression oder der Burnout werden heute in Zusammenhang mit schlechten Ernährungsgewohnheiten gebracht. Dabei reicht es aus, auf sich zu achten, sich bewusst für eine gesunde Lebensweise zu entscheiden – auch wenn es schwerfällt.

Also, übe dich in der eigenen Gesundheitsfürsorge! Dein Körper wird es dir danken. Und nur so schaffst du es tatsächlich, „alt wie ein Baum" zu werden und lange glücklich zu leben. Wir alle müssen wieder lernen, dass wir sind, was wir essen. Wir brauchen wieder ein Bewusstsein für gute Nahrungsmittel. Das Wort „Ernährung" leitet sich von „nähren" ab, was so viel bedeutet wie „am Leben halten". Und am Leben halten können wir uns nur mit dem, was wir zu uns nehmen. Wenn wir aber nur Pommes, Pizza und sonstiges Fast Food konsumieren, halten wir uns eben nicht am Leben, sondern legen die Grundlage für unser Krankwerden.

So kannst du moderne Volkskrankheiten verhindern

Wenn du einen gesunden Lebensstil pflegst und auf ausgewogene Ernährung achtest, verringert sich dein Risiko, eine der zahlreichen Volkskrankheiten zu bekommen, drastisch. Deine Ernährung sollte grundsätzlich basenüberschüssig und säurearm sein. In der Realität ist leider oft das Gegenteil der Fall. Die säurebildenden Lebensmittel wie süße Nahrungsmittel, Weißmehlprodukte, fettreiche Kost, Kaffee und Alkohol überwiegen bei vielen Menschen und bringen das Säure-Basen-Gleichgewicht in ihrem Körper durcheinander. Dieses ist aber essenziell für den reibungslosen Ablauf der Stoffwechselvorgänge. Auf deinem Speiseplan sollten also viel frisches Obst und Gemüse stehen, am besten aus regionalem biologischem Anbau. Denn diese enthalten keine Schadstoffe aus pflanzlichen Dünge- oder Pflanzenschutzmitteln. Zudem darfst du reichlich vitalstoffreiche Vollkornprodukte auf den Tisch bringen. Denn neben Früchten liefern Vollkornbrot, Vollkornnudeln und Co. wichtige Vitamine, Spurenelemente und Mineralstoffe, die der Körper für seine tägliche Arbeit braucht. Zudem kommt der Körper vor allem durch die pflanzlichen Lebensmittel an die notwendigen Basen, um schädliche Säuren im Körper neutralisieren zu können.

Kaffee, Alkohol sowie Weißmehlprodukte sollten hingegen nur in Maßen konsumiert werden, denn auch sie produzieren bei der Verstoffwechselung verstärkt Säuren. Diese wiederum bilden den Nährboden für die Entstehung von Krankheiten. Gibt es nicht mehr genügend Basen, um die schädlichen Säuren zu neutralisieren, reichern diese sich im Körper an und richten Schaden an.

Als Snacks zwischendurch eignen sich Samen, Nüsse, zuckerfreie Knabbereien sowie Trockenfrüchte. Wenn du diese Grundsätze zumindest meistens einhältst, wird dir das deine Gesundheit danken. Also lieber zum Bananen-Haferflockenmüsli statt zum Schoko-Brötchen greifen! Besser Obst als Fruchtjoghurt als Mittagsdessert essen, lieber herzhafte Snacks zum Kaffee statt des geliebten Kuchens. Und: Statt der Belohnungs-Schokolade am Abend lieber etwas Herzhaftes wie Nüsse oder Naturjoghurt mit Obst genießen. Natürlich wird niemandem sein abendliches Stück Schokolade verboten. Es geht einfach um einen bewussteren Umgang mit Lebensmitteln und um die deutliche Reduktion zuckerhaltiger beziehungsweise kohlenhydratreicher Speisen.

Neben Obst und Gemüse, Nüssen und Trockenfrüchten gehören Vollkornprodukte unbedingt zu einer gesunden Ernährung dazu. Denn: Sie können viele wichtige Nährstoffe vorweisen wie Ballaststoffe, Vitamine und Mineralstoffe. Der Vorteil der Verarbeitung des ganzen Korns liegt darin, dass die wertvollen Inhaltsstoffe aus Schale und Keim, die bei der Weißmehl-Herstellung üblicherweise entfernt werden, erhalten bleiben. So profitierst du von einem x-fachen Anteil an wertvollen Inhaltsstoffen, die deinem Körper, deinem Geist und deiner Seele Gutes schenken.

Das größte Problem an unserer heutigen Ernährungsweise ist das Übermaß an industriellen Kohlenhydraten, egal, ob es sich um raffinierten Zucker oder Weißmehlprodukte handelt. Der Körper wird mit diesen „leeren" (nährstoffarmen) Kohlenhydraten regelrecht geflutet. Bei jedem Brötchen, Croissant, Keks oder Kuchen. Diese nährstoffarmen Kohlenhydratbomben prägen das Gesicht eines jeden Supermarktes. Sie finden sich in fast jeder Abteilung und machen den Großteil unserer Ernährung aus. Leider! Dabei kann der Körper mit diesen Energiebomben ohne wirkliche Vitalstoffe gar nichts anfangen. Dadurch, dass nicht das volle Korn zu Brot, Gebäck etc. verarbeitet wird, sondern nur die nährstoffarmen Teile des Korns wird dem Körper viel zu viel Energie zur Verfügung gestellt. Energie, die der Mensch der modernen Welt kaum verbraucht, da er die meiste Zeit des Tages im Sitzen verbringt.

Was ein Übermaß an Zucker im Körper anrichtet

<u>Warum wir Zucker-Junkies sind</u>

Wer liebt ihn nicht? Den verführerischen Geschmack zart-schmelzender Schokolade? Wer kann sich diesem unstillba-ren Verlangen nach Süßem entziehen? Wohl kaum jemand. Das ist auch verständlich. Denn seit Urzeiten sind wir auf süß gepolt. Süße Früchte, das wussten schon unsere Urah-nen aus grauer Vorzeit, sind ungiftig und liefern uns wertvolle Energie. Von daher rührt wohl auch unsere Vorliebe für den süßen Geschmack. Zucker hebt unsere Stimmung und macht uns kurzfristig sogar leistungsfähiger. Leider bleibt dieser Action-Kick aber nicht von Dauer und schadet auf lange Sicht nur unserem Körper. Also schaue dich nach zuckerarmen Alternativen um, um deinen Süßhunger zu stillen!

Die Umstellung auf eine Ernährung ohne raffinierten Zucker fällt nicht leicht, aber dein Körper wird es dir schon bald danken. Warum, das erfährst du im folgenden Kapitel. Wenn du das schier niemals endende Verlangen nach süßen Spei-sen einmal überwunden hast, verbessert sich dein Wohlbe-finden um ein Vielfaches und alles geht dir viel einfacher von der Hand! Ohne bleierne Müdigkeit und häufiger schlechter Laune.

Zucker löst ein suchtähnliches Verhalten aus

In der Tat kann Zucker süchtig machen. Dies ist durch Studien inzwischen hinreichend belegt. Zudem lässt es sich ganz einfach am eigenen Verhalten beobachten. Du isst ein Stück Schokolade und schon wenig später willst du mehr davon. Wie bereits ausgeführt wurde, können wir nur wenig für unsere Vorliebe für Süßes. Sie scheint uns in die Wiege gelegt. Zum großen Teil ist sie aber auch antrainiert. Gerade in Verbindung mit Fett lösen süße Speisen bei uns einen regelrechten Glücksflash aus. Das Gemeine daran ist, dass durch die Aufnahme dieser Nahrungsmittel das Belohnungszentrum im Gehirn angeregt wird, es kommt zur vermehrten Ausschüttung von Glückshormonen, dem Serotonin und Dopamin. Sofort fühlst du dich toll und natürlich willst du mehr davon. Schon ist der Abhängigkeitskreislauf in vollem Gange.

Hinzu kommt, dass auch im Darm bestimmte Mikroorganismen leben, die sich von Zucker ernähren und unter seinem Einfluss besonders gut gedeihen. Diese melden sich auch, sobald der Zuckerspiegel abflaut, da sie neue Nahrung benötigen. Der Körper reagiert dann mit einer Heißhungerattacke, die er am liebsten mit süßen Produkten gestillt haben will.

Wenn wir mal ehrlich sind, können wir nicht wirklich sagen, dass ein anderer Geschmack es mit dem süßen aufnehmen kann, oder? Bereits die Muttermilch enthält reichlich Zucker.

So sind wir ihm also von frühester Kindheit an verfallen. Sind quasi schon seit der Geburt süchtig nach ihm. Wäre ja auch alles kein Problem, wenn wir nur eine überschaubare Menge zu uns nehmen würden. Dabei bleibt es aber leider bei den allermeisten Menschen nicht.

Der süße Geschmack ist nicht nur am leckersten, er hat auch als einziger eine nachweislich glücksfördernde Wirkung. Denn durch Zucker wird im Gehirn das Belohnungszentrum angeregt, Glücksbotenstoffe werden ausgeschüttet. Und wir sind happy. Zumindest für eine gewisse Zeit. So kommt es bei uns zu einer gewissen Abhängigkeit und einem tagtäglich beobachtbaren suchtähnlichen Verhalten. Wir sind regelrechte Zucker-Junkies, die sich jeden Tag aufs Neue von Eis, Kuchen und Konsorten berauschen lassen. Schneller als deinem Körper lieb ist, besteht deine Ernährung dann überwiegend nur noch aus zuckerhaltigen Lebensmitteln oder Weißmehlprodukten. Die gesunden, natürlichen Nahrungsmittel finden immer weniger den Weg in deinen Einkaufswagen. Und schließlich, nach einigen Jahren, spürst du, wie deine Vitalität abnimmt, wie dein Körper sich irgendwie älter anfühlt als du bist, wie du nur noch müde vor dich hin schlurfst. Und warum? Weil der Zucker und generell eine unnatürliche Ernährungsweise dich auf Dauer krankmachen. Weil du dein natürliches Bewusstsein für gute Nahrungsquellen verloren hast. Weil du dich von der Sucht hast überlisten lassen und der Zucker-Teufel dich fest im

Griff hat. Er ist eben nicht dein Freund – nur auf den ersten Blick, wenn er dich berauscht und glücklich macht. Ähnlich wie bei allen Drogen gibt es jedoch Nebenwirkungen. Und die sind beträchtlich. Weil dem Zucker-Konsum so schwer Einhalt zu gebieten ist, verfallen viele Menschen dieser Sucht und werden letztlich... krank.

Wegen unserer schlechten Ernährungsgewohnheiten, die gesamtgesellschaftlicher Konsens sind, nehmen Diabetes, Übergewicht und Herzinfarkte so massiv zu. Weil wir uns zu fettreich, zu zucker- und kohlenhydratreich ernähren, Tag für Tag nur wenige gehaltvolle Lebensmittel zu uns nehmen, erkranken immer mehr Menschen an Krebs. Daher ist es sinnvoll, wenn nicht sogar überlebenswichtig, deinen Zucker- und Kohlenhydrate-konsum zu drosseln. Greife bei einer Heißhungerattacke also lieber zu Trockenobst, Vollkorn-Crackern oder süßem Obst! Der unmittelbare Glücksflash bleibt dann zwar leider aus, aber durch Konsequenz wirst du dich dafür nach einigen Wochen ohne zu viel Zucker körper-lich und geistig fitter fühlen. Den Lohn für deine Mühen ern-test du also nicht unmittelbar, sondern erst etwas später.

Zucker führt zu Übergewicht und Zahnproblemen

Tja, eigentlich wissen wir es ja alle. Schließlich hören wir es seit der Kindheit immer wieder: Zucker macht dick und schadet den Zähnen. Es gibt wohl niemanden, der diese Binsenweisheit nicht kennt. Dennoch verhalten wir uns nicht dementsprechend. Zucker hat in der Tat vergleichsweise viele Kalorien. Um genau zu sein, enthält ein Esslöffel mit Zucker 57 Kilokalorien. Hingegen weist der gleiche Löffel mit gekochtem Reis nur knapp ein Drittel auf, nämlich 21 Kilokalorien. Nimmst du wie bei Schokolade zusätzlich noch viel Fett auf, muss dein Körper mit einer wahren Kalorienbombe zurechtkommen. Wenn du also gerne naschst, sehr oft zuckerreiche Lebensmittel sowie Weißmehlprodukte verzehrst und häufig gesüßte Limonaden zu dir nimmst, ist der Weg zum Übergewicht nicht mehr weit.

Dabei ist es nicht das allabendliche Belohnungsstück Schoki, das den Kohl oder besser uns Menschen fett macht, sondern vielmehr die Summe aller Produkte, in denen sich Zucker sonst noch so versteckt. Auf dem Nutella-Frühstücksbrötchen zum Beispiel, oder im Müsli, in Kuchen oder Desserts wie Fruchtjoghurt oder Pudding. In diesen Speisen, die wir tagtäglich gern verzehren, stecken übertriebene Mengen von Zucker. Und den meisten Menschen ist diese Ungeheuerlichkeit nicht bewusst. Schon allein durch diese beliebten Zwischendurch-Leckereien bombardieren wir unseren Körper mit gigantischen Mengen an Zucker. Zucker, den die meisten Menschen nicht brauchen und nicht verbrauchen, weil die Masse tagsüber vor dem Bildschirm sitzt. Aber es kommt noch dicker: Ohne unser Wissen oder Wollen nehmen wir noch zusätzlich Zucker über Fertiggerichte wie Pizza und andere Fertigprodukte wie Pommes, Tütensuppen, Chips oder tiefgefrorenes Rahm-Gemüse sowie süße Getränke auf. Die Liste mit Lebensmitteln, denen Zucker beigemengt ist, scheint schier endlos. Du musst nur die Zutatenliste deine Lieblingsprodukte eingehender studieren. Und glaub mir, der Schrecken wird groß sein. Denn: Auf beinahe jedem abgepackten Produkt im Supermarkt findest du Zucker als Zutat. Um genau zu sein, auf 75 Prozent der verpackten Ware. Dies fanden Wissenschaftler in einer Studie heraus. Das bedeutet, dass es quasi unmöglich ist, ein Produkt im Supermarkt zu erwischen, das frei von dem schädlichen Stoff ist. Sogar Brote enthalten oftmals Zucker, oft in Form von Sirup. Und warum? Einfach nur, damit sie schöner aussehen. Damit man ihnen ihre Blässe und Nährstofflosigkeit nicht schon auf dem ersten Blick ansieht.

Auch Marinaden oder Soßen etwa für das heißgeliebte Grillfleisch, Ketchup, aber auch Salami und andere Wurstsorten kommen offenbar nicht ohne Zucker aus. Wenn also quasi jedes Lebensmittel mit Zucker versetzt ist, wie soll es dann möglich sein, nicht dick zu werden? Wie soll es dann möglich sein, sich zuckerarm zu ernähren? Wieder so eine Preisfrage. Es ist wichtig, dass du lernst, welche Produkte und Lebensmittel du kaufen kannst, die nicht überquellen vor Zucker. Die weitgehend natürlich, also gesund sind.

Obwohl wohl jeder von uns weiß, dass zu viel Zucker dickmacht, verzehren die Menschen der westlichen Industrienationen an die fünf Mal so viel davon wie die Weltgesundheitsorganisation empfiehlt. Aber wer weiß das schon? Wer weiß schon, dass in fast allen Lebensmittel, die wir kaufen Zucker steckt? So nehmen wir weiterhin fleißig dieses Übermaß an Zucker zu uns. Aus Unwissenheit. Und weil es irgendwie ja auch schon immer so war. Schließlich haben wir ja als Kind auch viel genascht und geschadet hat es uns auch nicht. Oder doch? Hm.

Frauen nehmen laut Experten bis zu 30 Teelöffel Zucker am Tag zu sich, Männer sogar bis zu 40. Zur besseren Vorstellbarkeit: Ein Glas Cola enthält 10 Stück Würfelzucker. Ein 200-Gramm-Becher Fruchtjoghurt ist mit ca. sechs Teelöffeln Zucker gespickt. Mit dieser Menge hast du bereits das von der WHO empfohlene Limit erreicht. Das heißt, du dürftest morgens einen Fruchtjoghurt essen und müsstest dich dann den Rest des Tages komplett zuckerfrei ernähren. Es dürften dann also keine Soßen, keine Desserts, kein Kuchen oder Kekse, kein Stück Schokolade, keine Pizza und kein mit Wurst belegtes Brot mehr auf deinem Tisch landen. Wer schafft das bitte? Wohl kaum jemand. Dieses Übermaß an Zucker, dem wir unter anderem auch wegen der Skrupellosigkeit der Lebensmittelindustrie ausgesetzt sind, lässt uns zusammen mit den vielen Fetten und leeren Kohlenhydraten in unserer Nahrung dick und krank werden. Dabei kalkuliert die Weltgesundheitsorganisation schon recht großzügig. Medizinische Studien ergaben, dass bereits bei einer täglichen Menge von einem Teelöffel Zucker Entzündungsreaktionen im Körper ausgelöst werden, die bei einem regelmäßigen erhöhten Zuckerkonsum chronisch werden.

Natürlich stimmt auch das andere Klischee, dass Zucker die Zähne angreift. Auch das stellt wohl niemand in Abrede. Und dennoch hält sich kaum ein Mensch daran und ernährt sich konsequent zuckerfrei. Zucker wirkt indirekt schlecht auf die Zähne ein. Indem die am Zahn lebenden Bakterien Zucker verstoffwechseln, setzen sie Säuren frei, die den Zahnschmelz angreifen. Sobald der ph-Wert im Mund durch Zuckerzufuhr ins Saure kippt, werden aus dem Zahnschmelz wichtige Mineralien herausgelöst, so dass Karies entstehen kann. Der Speichel versucht schnellstmöglich, die schädlichen Säuren zu eliminieren, sprich sie zu neutralisieren, wodurch der ph-Wert wieder ins Lot kommt und der Schmelz sich regeneriert. Bei jedem Zuckerkonsum wird dieser Prozess erneut in Gang gesetzt. Daher kommt es bei einer dauerhaft hohen Zuckerzufuhr bei mangelhafter Zahnhygiene verstärkt zu Karies.

Auch das Zahnfleisch leidet unter zu viel Zucker. Bakterien, die am Zahn siedeln, sind für das Entstehen von Parodontose, der Entzündung des Zahnfleisches, verantwortlich. Das

Immunsystem versucht, diese Mikroorganismen zu bekämpfen, wodurch es sich gegen das eigene Gewebe richtet, das Zahnfleisch sich immer stärker zurückbildet und auch die knöcherne Struktur darunter abgetragen wird. Die Folge sind längere Zähne und langfristig Zahnverlust. Leider verläuft die Entzündung am Zahnfleisch häufig unbemerkt, da es nicht unbedingt zu Zahnfleischbluten kommen muss.

Es klingt unglaublich, ist aber wahr: Zahnfleischentzündungen sind alles andere als harmlos. Sie können diverse Krankheiten auslösen beziehungsweise mit verursachen. Gerade bei Rheuma, Diabetes und Herzerkrankungen scheint es einen engen Zusammenhang zu geben. Bei einer beginnenden Parodontose solltest du beim Zahnarzt eine gründliche Prophylaxe vornehmen lassen. Dabei werden der Zahnbelag und die verhärtete Variante, der Zahnstein, gründlich entfernt. Dadurch sind die Ursachen der Entzündung beseitigt, das Zahnfleisch kann sich wieder erholen. Denn nun gibt es keine kleinen offenen Risse mehr im Zahnfleisch, über die Krankheitserreger in die Blutbahn eindringen und im Körper Erkrankungen auslösen können. Besonders hoch ist dein Risiko, an Parodontose zu erkranken, wenn du nicht regelmäßig oder nur unzureichend die Zähne putzt und du darüber hinaus noch viel Zucker aufnimmst. Je mehr Zucker die Zahnbakterien zur Verfügung haben, desto mehr von ihnen gibt es und desto wahrscheinlicher wird es, dass sie Schäden an Organen anrichten.

Aufgrund unserer zuckerreichen Ernährung ist die Parodontose inzwischen ebenfalls zu einer Volkskrankheit avanciert. Laut Experten soll mittlerweile über die Hälfte aller 35-Jährigen eine mittlere oder schwere Form der Parodontose aufweisen. Obwohl diese nicht auf die leichte Schulter genommen werden sollte, unternehmen viele Menschen nichts oder zu wenig dagegen. Es weiß schlicht kaum jemand, dass hinter Herzproblemen eine Zahnfleischentzündung stecken kann. Dabei sind Folgeerkrankungen wie Herzleiden oder ein Schlaganfall durchaus ein realistisches Szenario.

Also, versuche einmal im Jahr eine Prophylaxe vornehmen zu lassen und behandle die Zahnzwischenräume zwei oder drei Mal wöchentlich mit Zahnseide oder einer Interdental-Bürste. Auf gründliches Zähneputzen – am besten mit einer elektrischen Zahnbürste – solltest du natürlich sowieso täglich großen Wert legen. Da Parodontose eine Infektionskrankheit ist, die besonders dann auftritt, wenn dein Immunsystem geschwächt ist, solltest du versuchen, Stress – wo es geht – zu reduzieren.

Fazit: Sowohl deine Zähne, deine Figur als auch der Rest deines Körpers freuen sich über ein gesundes Maß an raffiniertem Zucker. Am meisten natürlich über gar keinen. Greife statt zu den über alles geliebten Zuckerbomben besser zu süßen Trauben, Bananen oder Trockenfrüchten wie Feigen oder Aprikosen. Diese Dinge können das natürliche Verlangen nach Süßem auf gesunde Art stillen. Und mit den Gefühlen der Sucht nach raffiniertem Zucker musst du im Kopf Schluss machen. Sag dir, dass Zucker dich nicht stärkt, sondern dir deine Kraft und deine Gesundheit raubt, dann fällt dir der Entzug bestimmt leichter. Führe dir vor Augen, wie Zucker Entzündungen in deinem Körper auslöst und wichtige Abläufe im Köper stört. Danach verliert jede Schokolade ihren Reiz. Nach einer gewissen Zeit merkst du dann, dass du den Zucker-Teufel nicht mehr brauchst und kommst von ihm los. Es wird dann sein wie bei John Nash in „A beautiful mind", der zum Sieg über seine Schidzophrenie sagte, dass er sich täglich einer Diät des Verstandes unterziehen würde und sich einem gewissen Appetit – nämlich den, mit eingebildeten Personen zu sprechen – nicht mehr hingeben würde. So ähnlich ist es auch mit dem Verzicht auf Zucker. Die Lust darauf wird wohl nie völlig vergehen, aber dennoch solltest du auf Distanz gehen und die empfohlene Dosis nicht überschreiten. Mit etwas Abstand ist es auch gar nicht mehr schwer, „nein" zu allen Süchtigmachern zu sagen. Tu es Deiner Gesundheit zuliebe! Und wenn du schwach geworden bist, versuche es einfach noch einmal. Versuche es solange, bis dir der ganze Süßkram Wurscht ist und du keinerlei Probleme mehr mit einem Verzicht oder einer deutlichen Reduktion hast.

Zucker macht müde und schränkt die Gehirnleistung ein

Noch immer hat Zucker seine Magie nicht verloren. Noch immer halten die Menschen ihn für ein unbedenkliches Lebensmittel. Und das, obwohl bereits Millionen Menschen zuckerkrank sind. Nach wie vor wird Zucker bei Müdigkeit und Leistungsminderung auf Arbeit eingesetzt. Bei Konzentrationsproblemen und Leistungseinbußen zaubern etliche Büroangestellte tagtäglich Traubenzucker, Bonbons oder Schokolade aus der Schublade, um schnell das Leistungstief zu überwinden. Und der Wachmach-Kick lässt auch nicht lange auf sich warten. Der Zuckerspiegel schießt in die Höhe, ebenso der Insulinspiegel und du fühlst dich wieder klarer im Kopf. Doch sobald der Blutzuckerspiegel wieder sinkt, nimmt die Leistungskurve wieder ab, du bist oft noch müder als zuvor. Auch hat Zucker negative Auswirkungen auf das Wachhormon Orexin. Denn Zucker hemmt die Ausschüttung dieses Hormons. Die Folge: Schläfrigkeit. So ist es leicht vorstellbar, dass du bei einem dauerhaft zu hohen Zuckerkonsum eine chronische Müdigkeit entwickelst. Fazit: Du kannst deine Vitalität und Leistungsfähigkeit enorm steigern, indem du deinen Zuckerkonsum drosselst und generell auf eine gesunde Ernährungsweise achtest. Um das natürliche Mittagstief im Büro zu überwinden, stärke dich lieber mit einem Obst wie Apfel oder Banane. Auch Bananenchips oder getrocknete Apfelstücke bringen dir verlorengegangene Power zurück.

Ein weiteres Problem des raffinierten Zuckers ist, dass er – isoliert von der Zuckerrübe – über keine nennenswerten Inhaltsstoffe mehr verfügt. So kann er im Unterschied zur Zuckerrübe keinerlei Vitamine, Mineralien oder Ballaststoffe vorweisen. Er ist ein vitalstoffarmes, unnatürliches Industrieprodukt. Wer viele Süßspeisen und gleichzeitig wenig Obst und Gemüse verzehrt, läuft Gefahr, einen chronischen Mangel an Mineralstoffen und Vitaminen zu entwickeln, der sich in einer andauernden Müdigkeit und Antriebsschwäche äußern kann. Doch nicht nur diese Symptome werden inzwischen mit erhöhtem Zuckergenuss in Verbindung gebracht, sondern auch eine eingeschränkte Gehirnleistung. Forscher fanden in einem Test heraus, dass Menschen mit einem chronisch erhöhten Blutzuckerspiegel eine schlechtere Gedächtnisleistung haben und sich schlechter konzentrieren können als Menschen mit normalen Werten. Das liegt an einem nachweislich verkleinerten Hippocampus mit einer weniger stark strukturierten Oberfläche, jener Gehirn-Region, die für das Erinnerungsvermögen zuständig ist. Zudem vermuten Wissenschaftler, dass zu viel Zucker die Membranen der Nervenzellen angreift und die Tätigkeit der Synapsen herabsetzt, was ebenfalls zu einer schlechteren Gehirnleistung führt. Experten fanden weiterhin in Tierversuchen heraus, dass Tiere bei dauerhaft erhöhten Zuckerwerten Entzündungen am Hippocampus bekommen und ihre räumliche Orientierung nachlässt. Und als wäre dies nicht genug, hat ein Übermaß an Zucker auch den Nachteil, dass Schäden an den Blutgefäßen entstehen können, woraus eine schlechtere Versorgung des Hirns mit Sauerstoff resultiert. Fazit: Statt des schädlichen Zuckers greife bei Leistungseinbrüchen oder Heißhungerattacken auf Süßes lieber zu Obst, Trockenfrüchten und Konsorten. Denn so hebst du deinen Blutzucker- und Insulinspiegel auf sanfte Weise an, ohne sie in große Höhen schnellen zu lassen. Denn: Fruchtzucker wird – anders als raffinierter Zucker – nur allmählich ins Blut abgegeben. Auf die Art verhinderst du, dass deine Bauchspeicheldrüse auf einmal große Menge an Insulin bereitstellen muss, um den Zucker wieder aus dem Blut und in die Zellen zu befördern.

Zucker fördert ein schlechtes Hautbild und Cellulite

Eine säureüberschüssige Ernährungsweise mit zu vielen leeren Kohlenhydraten, zu viel Fett und Zucker richtet nicht nur im Inneren deines Körpers Schaden an, sondern schlägt sich auch im Hautbild nieder. Starke Säurebildner wie Kaffee, Fleisch, Süßwaren sowie Weißmehlprodukte führen auf Dauer zur unschönen Orangenhaut, der sogenannten Cellulite. Denn kann der Körper die schädlichen Säuren und die anderen Stoffwechselendprodukte nicht mehr ausreichend über Nieren und Darm ausscheiden, beginnt er diese im Bindegewebe einzulagern. Er errichtet sozusagen eine körpereigene Mülldeponie, wo er die giftigen Stoffe zusammen mit dem überschüssigen Fett ablegt. Auf die Art entsteht die Cellulite und wird besonders an Oberarmen, Oberschenkeln und Po sichtbar. Um die schädlichen Säuren neutralisieren zu können, benötigt unser Körper dringend Basen. Diese finden sich reichlich in pflanzlichen Lebensmitteln wie Obst und Gemüse. Bekommt er sie nicht in ausreichendem Maße, übersäuert er und entwickelt unter anderem die unschöne Dellenhaut. Andersherum, wirst du im Falle einer basenreichen, gesunden Ernährung mit einem straffen Bindegewebe und einer glatten Haut belohnt. Denn dann verfügt dein Körper über die notwendigen basischen Mineralien, um die Säuren unschädlich zu machen.

Doch nicht nur Cellulite wird von einer zuckerreichen Ernährungsweise gefördert. Auch die Haut an sich leidet darunter. So begünstigt eine säurereiche Ernährung mit zu viel Zucker beispielsweise Entzündungen der Haut. Sie beginnt zu jucken, wird trocken, bildet Ekzeme oder andere krankhafte Symptome. So kann es durch eine zuckerreiche Ernährungsweise auch zu Hauterkrankungen wie Neurodermitis und Schuppenflechte (Psoriasis) kommen. Fehlen zugleich wichtige Vitamine und Mineralien verläuft die Zellregeneration weniger effektiv. Die Haut wird trocken und spröde. Keime können so schneller in den Körper gelangen, auf die die Haut mit Entzündungen reagiert.

Vor allem bei Vitamin A-Mangel leidet das Hautbild, die Haut wirkt älter als sie ist und bekommt schneller Falten. Denn dieses Vitamin wird insbesondere für den Aufbau neuer Hautzellen benötigt. Du findest es besonders in Eiern, Fisch, Milch, Möhren und im Kürbis.

Zucker, Weißmehlerzeugnisse und Alkohol belasten den Körper besonders und verschlechtern dein Hautbild drastisch. Frisches Obst und Gemüse hingegen wirken wie eine Verjüngungskur und fördern eine glatte Haut. Denn: Die darin enthaltenen Vitamine, Mineralien und Antioxidantien unterstützen die Regeneration der Haut und beugen einer vorzeitigen Hautalterung vor. Doch auch Vitamin B, C und E sind essenziell für den Aufbau einer gesunden Haut und gesunder Schleimhäute. Sie helfen dabei, die im Körper entstehenden, gesundheitsgefährdenden freien Radikale unschädlich zu machen, wirken also antioxidativ. Lebensmittel für eine gesunde Haut sind neben dem Klassiker Möhre auch Spinat, Zwiebeln und Paprika. Sie alle enthalten Inhaltsstoffe, die der Haut ein jüngeres und gesünderes Aussehen verleihen.

Doch nicht nur die richtigen Vitamine werden von der Haut gebraucht, auch Mineralstoffe sind wichtig für ein gesundes Äußeres. Silizium und Selen etwa reduzieren nachweislich die Faltenbildung. Diese Stoffe lassen sich reichlich in Nüssen oder Gurken finden. Daneben ist das Mineral Zink für eine schöne Haut unentbehrlich, denn es unterstützt ein straffes Bindegewebe. Du findest es in Nüssen und Käse ebenso wie in Fleisch und Vollkorngetreide.

Fazit: Wenn du etwas für deine innere und äußere Schönheit tun willst, halte dich von zuckerhaltigen Lebensmitteln fern, denn so bleibt deine Haut gesund, da sich die neuen Zellen ungestört aufbauen können. Und auch im Inneren sorgt eine zuckerfreie oder zuckerarme Ernährung für mehr Schönheit in Form von Organgesundheit.

Zucker macht deinen Darm krank

Zwischen dem Erscheinungsbild der Haut und dem Gesundheitszustand des Darms gibt es einen direkten Zusammenhang. Hat die Haut Probleme, ist meist auch die Darmflora gestört, sprich der Darm ist krank. Bei fast jeder Hauterkrankung, sei es Akne, Neurodermitis oder Schuppenflechte spielt sich zugleich auch ein Leiden im Darm ab. Hier sitzt quasi der Herd des Krankheitsgeschehens. Denn durch die dauerhaft hohe Zuckerzufuhr gerät die Zusammensetzung der Mikroorganismen im Darm durcheinander. Die „schlechten" Organismen wie der Pilz Candida albicans, die unter reichlich Zucker prächtig gedeihen, vermehren sich rasant, die „guten" Bakterienstämme wie Lactobacillus oder Bifido-Bakterien werden weniger. Durch diesen Verdrängungsprozess wird das gesamte Immunsystem, das hauptsächlich im Darm sitzt, geschwächt, denn letztere Bakterienstämme spielen eine zentrale Rolle für das reibungslose Funktionieren unseres Immunsystems.

Ist die Darmflora hingegen im Gleichgewicht, sprich, sind die nützlichen Bakterien im Darm in ausreichender Zahl vorhanden, verdrängen diese die krank machenden Mikroorganismen, so dass es gar nicht erst zur Entstehung von bestimmten Krankheiten kommt. 70 Prozent unserer Abwehrzellen werden in den Darmzotten gebildet, die sogenannten Lymphozyten. Sie gelangen dann als Bestandteil der weißen Blutkörperchen ins Blut und machen Krankheitserreger unschädlich. Aber nur wenn die Darmflora intakt und der Darm gesund ist, kann der Körper effektiv gegen Krankheitserreger kämpfen. Durch zu große Zuckerzufuhr vermehren sich aber die falschen Mikroorganismen, die verstärkt schädliche Stoffwechselprodukte produzieren, was sich in Form von Bauchschmerzen, Blähungen und Durchfall äußern kann. Dadurch wird nicht nur das Immunsystem geschwächt, sondern es kommt auch zu Entzündungen an der Darmwand. Sie wird porös, durchlässig und Nahrungsbestandteile sowie andere belastende Stoffe gelangen in den Blutkreislauf. Diese werden von der körpereigenen Abwehr angegriffen, weil sie als fremdartig erkannt werden. Das Immunsystem reagiert mit Antikörpern, um diese Stoffe unschädlich zu machen.

Aufgrund dieser Dysbalance im Darm reagiert das Immunsystem bei vielen Menschen in der Folge auf völlig harmlose Stoffe aus der Umwelt, etwa auf die Hausstaubmilbe oder Blütenpollen. Die Allergie ist geboren! Immer mehr Menschen leiden unter allergischen Symptomen wie Ekzemen, Heuschnupfen oder Asthma. Und hinter allen steckt im Grunde genommen ein erkrankter Darm, ein aus dem Takt geratenes Immunsystem, das auf eine gestörte Darmflora zurückzuführen ist.

So gehen viele Menschen von Arzt zu Arzt, legen regelrechte Praxis-Marathons hin, doch oft umsonst. Denn: Die meisten Mediziner kennen den Zusammenhang von schlechter Ernährung und Darmbeschwerden nicht und schieben die Allergie auf eine genetische Veranlagung, nicht aber auf eine zuckerreiche und säureüberschüssige Ernährungsweise. So bleibt die eigentliche Ursache des Leidens, also die nicht intakte Darmflora, sehr oft unbehandelt, der Mensch weiterhin krank. Wie viel Geld bei diesem sinnlosen Ärzte-Hopping vergeudet wird, mag man sich gar nicht vorstellen. Helfen kann in diesem Fall nur ein gut ausgebildeter, umfassend behandelnder Heilpraktiker.

Fazit: Wenn du dein Immunsystem wieder fit machen willst, verzichte für einige Monate auf raffinierten Zucker, Weißmehlprodukte und Alkohol. Greife stattdessen zu Vollkornprodukten, Nüssen, pflanzlichen Ölen, Fisch sowie Obst und Gemüse. Dann kann sich der Darm wieder regenerieren, die Entzündungen gehen zurück, die Allergien oder Nahrungsmittelunverträglichkeiten werden weniger oder verschwinden sogar ganz. Allerdings musst du diese Diät mehrere Monate durchhalten, bevor sich ein Erfolg einstellt. Zusätzlich empfiehlt sich eine Zufuhr von Probiotika, um den Darm gezielt im Aufbau der „guten" Bakterienstämme zu unterstützen.

Zucker fördert Entzündungen im Körper

Doch nicht nur der Darm, das Zahnfleisch und die Haut reagieren auf eine säureüberschüssige, zuckerreiche Ernährung mit Entzündungen. Auch Gelenke können sich in Folge eines chronisch hohen Zuckerkonsums entzünden. Dann kommt es zu rheumatischen Beschwerden mit Schmerzen. Zucker unterstützt generell die Freisetzung von entzündungsfördernden Botenstoffen im Körper und feuert das Entzündungsgeschehen so regelrecht an. Auch aus diesem Grund sind chronisch entzündliche Erkrankungen wie Asthma, allergisch bedingter Schnupfen oder Diabetes so weit verbreitet. Bei den Entzündungen kommt es zur Schwellung und Rötung der betroffenen Bereiche und häufig zu Schmerzen.

Entzündungen der Atemwege können die Nase betreffen, in Form von Heuschnupfen, die Augen, in Form verstärkter Tränenproduktion und Bindehautentzündung oder die Bronchien wie beim allergischen Asthma. Häufig leiden Allergiker zunächst unter den klassischen Symptomen wie dem Augenbrennen und einer laufenden Nase. Nach mehreren Jahren als Allergiker kann sich allerdings ein sogenannter „Etagenwechsel" einstellen, das bedeutet, dass der Schauplatz des allergischen Geschehens von der Nase zur Lunge wechselt und nun diese empfindlich etwa auf Blütenpollen reagiert.

Der Asthmatiker leidet unter Atemnot, Husten und dadurch bedingter Schwäche. Die Lebensqualität ist eingeschränkt, der Leidensdruck gerade bei starken Asthmatikern entsprechend groß. Der Überreaktion des Immunsystems zugrunde liegt eine gestörte Darmflora, verursacht durch einen dauerhaft zu hohen Zuckerkonsum und einer generell säureüberschüssigen Ernährungsweise.

Die Überreaktion kann sich nach dem Verzehr bestimmter Nahrungsmittel zeigen oder beim Kontakt mit Tierhaaren, Hausstaubmilben oder Blütenpollen. Leider werden auch immer mehr Kinder bereits von diesen Symptomen geplagt, entwickeln schon früh eine Neurodermitis oder Anfangssymptome von allergischem Asthma. Daher kommen sie gezwungenermaßen schon sehr früh mit starken Medikamenten wie Cortison in Kontakt.

Fazit: Reduziere die Entzündungsbereitschaft deines Körpers, indem du raffinierten Zucker von deinem Speiseplan streichst oder ihn nur eingeschränkt konsumierst! Stärke dich hingegen mit vielen basisch wirkenden Lebensmitteln wie frischem Obst und Gemüse sowie pflanzlichen Ölen aus Nüssen und Samen!

Zucker begünstigt depressive Verstimmungen

Ein dauerhaft erhöhter Zuckergenuss kann neben Entzündungen und einer gestörten Darmflora noch mehr in deinem Körper anrichten. In wissenschaftlichen Studien wurde herausgefunden, dass er in großen Mengen auf Dauer zu einer reduzierten Gehirnleistung führen kann. Doch nicht nur das: Sogar auf unsere psychische Befindlichkeit wirkt er sich negativ aus. Übersäuerung und schädliche Stoffwechselrückstände, die bei der Verstoffwechselung von Zucker entstehen und nicht abgebaut werden, belasten unseren Körper. Machen ihn müde, schlapp und auch emotional wankelmütig. So neigen Menschen, die sich einseitig ernähren und zu viel raffinierten Zucker und Weißmehl zu sich nehmen, verstärkt unter Niedergeschlagenheit, Ängsten, Minderwertigkeitsgefühlen und Hoffnungslosigkeit bis hin zur Depression. Forscher fanden heraus, dass in den letzten Jahren insbesondere in den Ländern die Zahl der an Depression erkrankten Menschen drastisch zugenommen hat, in denen der Zuckerkonsum in den vergangenen Jahren massiv angestiegen ist. So wurde beobachtet, dass Menschen mit erhöhten Blutzuckerwerten tatsächlich verstärkt Probleme mit depressiven Stimmungslagen haben als Menschen mit normalen Blutzuckerwerten. Auf der anderen Seite konnten Gesundheitsexperten feststellen, dass Diabetes-Patienten ihre Depression überwanden und ihre Blutzuckerwerte auf ein normales Maß fielen, nachdem sie ihre Ernährung auf eine basenüberschüssige und zuckerarme Kost umgestellt hatten.

Zwar kurbelt Zucker die Serotonin- und Dopamin-Produktion bei uns an, führt jedoch auf Dauer zu einer Überaktivierung der Glückshormonproduktion, weshalb die Vorräte an diesen Hormonen schneller erschöpft sind. Daraus resultieren dann die Stimmungstiefs. Auf der anderen Seite lassen sich depressive Verstimmungen wieder mit dem Entzündungsgeschehen im Gehirn in Verbindung bringen. Denn auch Entzündungen im Hirn fördern nachweislich das Entstehen negativer Emotionen.

Ein weiterer Zusammenhang zwischen Zucker und Depression besteht darin, dass dieser in zu hoher Konzentration die Nebennieren belastet, was sich ebenfalls ungünstig auf die Stimmung niederschlagen kann. Geraten diese Organe bereits an ihre Grenzen, weil sie mit der Ausscheidung belastender Stoffwechselrückstände wie Säuren überfordert sind, reagiert der Körper höchstwahrscheinlich auch mit Niedergeschlagenheit.

Fazit: Zucker ist auf lange Sicht kein Stimmungsheber, sondern ein Stimmungskiller. Er belastet den Körper, raubt ihm seine Energie und vor allem seine Gesundheit und sollte, wenn überhaupt, nur in ganz geringen Mengen konsumiert werden.

Hoher Zuckerkonsum kann unfruchtbar machen

Immer mehr Paare bleiben ungewollt kinderlos. Sicherlich gibt es für dieses Phänomen eine Reihe von Gründen. Viele Frauen wollen sich erst einmal beruflich verwirklichen und widmen sich erst spät ihrem Kinderwunsch. Bei Frauen nimmt die Fruchtbarkeit aber bereits Anfang 30 ab und schwindet mit Ende 30 in den meisten Fällen schon gänzlich. Gerade mal bei fünf Prozent liegt die Wahrscheinlichkeit mit 40 Jahren, schwanger zu werden. Natürlich können auch genetische, krankheitsbedingte und hormonelle Ursachen für die ungewollte Kinderlosigkeit verantwortlich sein.

Aber auch bei der Fruchtbarkeit spielt die Ernährung eine wichtige Rolle. Ist diese unausgewogen, zu zuckerreich und arm an Vitaminen und Mineralien leiden auch die Ei- und Samenzellen unter einem Vitalstoffmangel. Denn diese Zellen benötigen wie alle anderen ebenfalls essenzielle Nährstoffe, um gut funktionieren zu können. Und wer sich zuckerreich ernährt, läuft schnell Gefahr, einen chronischen Vitalstoffmangel zu entwickeln.

Wie bereits beschrieben, fördert Zucker Entzündungen im Körper, wodurch es zu Schäden an den Zellen kommen kann. Auf die Art werden auch Ei- und Samenzellen durch zu hohen Zuckerkonsum in Mitleidenschaft gezogen. Darüber hinaus sind viele Lebensmittel mit Umweltgiften, u.a. Schwermetallen und Pflanzenschutzmitteln belastet, die die Fruchtbarkeit beim Mann und bei der Frau zusätzlich reduzieren können. Mediziner haben beobachtet, wie Menschen mit Diabetes, also einem dauerhaft erhöhten Blutzuckerspiegel, mehr Probleme haben, ein Kind zu zeugen als jene mit normalem Blutzuckergehalt.

Auch die Qualität der Spermien wird durch eine ungünstige Ernährungsweise mit zu viel Zucker negativ beeinflusst. Forscher fanden heraus, dass durch eine schlechtere Versorgung mit Nährstoffen sowohl die Zahl der Spermien als auch deren Beweglichkeit abnimmt. Daneben spielen auch die Zunahme von Stress sowie Bewegungsmangel eine Rolle bei der zunehmenden Zeugungsunfähigkeit des Mannes. Bei dauerhaft erhöhtem Blutzuckerspiegel kann es zudem zu Schäden an der DNA der Spermien kommen. Dieses Phänomen lässt sich nur bei Männern in den westlichen Industrienationen beobachten, weshalb Forscher vermuten, dass die sinkende Zeugungskraft beim Mann in direktem Zusammenhang mit einer zu zucker- und kohlenhydratreichen Ernährungsweise steht.

Fazit: Eine gesunde Ernährungsweise mit vielen Vitalstoffen ist Grundvoraussetzung für einen gut funktionierenden Körper. Erst wenn der eigene Körper gesund oder zumindest nicht allzu krank ist, kann er sich einer solch anspruchsvollen Aufgabe wie der Erschaffung eines neuen Lebens widmen.

Zuckerfallen im Supermarkt – Tipps für einen zuckerfreien Einkauf

Aller Anfang ist schwer. Das gilt auch für die Ernährungsumstellung und die Entwöhnung vom Zucker. Wenn du bislang viel Zucker zu dir genommen hast, dann ist das akute Weglassen desselben in der Regel kein Zuckerschlecken. Hier hilft dir nur eiserne Disziplin und das klare Ziel vor Augen, endlich gesund und/oder vitaler zu werden. Am Anfang deiner Abstinenz wirst du dich mit regelrechten Entzugserscheinungen herumschlagen müssen. „Wie bitte schön soll eine Banane denn meinen Heißhunger auf Süßes befriedigen?" Das scheint dir zunächst völlig absurd. In den ersten Tagen und Wochen macht sich bei dir schlechte Laune breit, da der Verzicht deinem Körper, deinem Geist und deiner Seele wirklich schwerfällt. Aber schon nach zwei, drei Wochen flaut dieses suchtähnliche Verlangen nach raffiniertem Zucker ab und du kannst dich auch wieder an der natürlichen Süße von Obst erfreuen. Zugleich wirst du dich wohler in deiner Haut und klarer im Kopf fühlen.

Damit deine Ernährung im Alltag zuckerfrei oder zumindest weitgehend frei von Zucker bleibt, musst du beim Einkaufen fortan aufmerksam Lebensmitteletiketten studieren. Es gibt Nahrungsmittel wie Schokolade, Kekse und Gummibärchen, da erübrigt sich die Zuckerzusatzfrage von selbst. Allerdings beherbergt der Supermarkt um die Ecke auch etliche Lebensmittel, die mit Zucker versetzt sind, bei denen du es nicht denken würdest. Im Folgenden erfährst du, wo die Lebensmittelindustrie überall Zucker für ihre abhängigen Opfer versteckt. Du wirst sehen, es ist haarsträubend!

Grünes Licht für frisches Obst und Gemüse

In der Frische-Abteilung kannst du ordentlich zulangen. Salat, Tomaten, Beeren und Co. stellen eine unserer ursprünglichen Nahrungsquellen dar und versorgen dich mit einer Vielzahl an Vitalstoffen. Wenn du dann auch noch teilweise biologisch angebaute Ware kaufst, bist du auf der sicheren Seite, was hochwertige Lebensmittel angeht. Gerade Tomaten, Trauben und Paprika, die im herkömmlichen Anbau mit viel Chemie aufgepäppelt werden, solltest du gegen die Bio-Variante eintauschen. Ansonsten gilt, zwei Portionen Obst und drei oder mehr Portionen Gemüse am Tag halten Experten für optimal! Obst solltest du aufgrund des hohen Anteils an Fruchtzucker etwas weniger konsumieren als Gemüse.

Vorsicht bei Fleisch- und Wurstwaren sowie Light-Produkten

Anders als bei frischem Obst und Gemüse solltest du die Produkte in der Kühlung genauer unter die Lupe nehmen. Wurst wie Salami, Leberwurst und andere Sorten enthalten oft Zucker, ohne dass man diesen schmecken würde. Auch bei Light-Produkten versteckt sich oft Zucker, denn das

„light" bezieht sich lediglich auf den reduzierten Fettanteil. Zucker ist hier aber oft trotzdem drin, denn vielfach wird die fehlende Cremigkeit, die das Fett mit sich bringt mit Zucker ausgeglichen. Dieser Tausch ist leider nicht besonders geistreich. In den Sommermonaten solltest du auch beim Grillfleisch aufpassen: In den marinierten Steaks und Bratwürsten lässt sich in der Regel Zucker in irgendeiner Form finden. Gerade bei den Fertigsoßen wird generell nicht mit Zucker gespart. Wenn du auf diese Leckereien dennoch nicht verzichten möchtest, bedenke, dass du deine Zuckerzufuhr anderer Stelle drosselst.

<u>Was ist bei Molkereierzeugnissen zu beachten?</u>

Bei den natürlichen Molkereiprodukten wie Quark, Käse und Naturjoghurt wird in der Regel kein Zucker zugefügt. Daher kannst du diese Produkte ruhigen Gewissens verzehren. Dann ist aber auch schon Schluss mit dem „Go" im Molkereiregal, denn Fruchtjoghurts und -quarkspeisen triefen nur so vor Zucker. Gleiches gilt für alle anderen dort befindlichen Süßspeisen wie Rote Grütze, Pudding, Grießbrei, Wackelpudding oder Milchreis. Diese Produkte gehören nicht zu einer bewussten Ernährungsweise und sollten ob ihres katastrophal hohen Zuckergehalts am besten ganz gemieden werden. Denn: In einem 200 Gramm-Becher Fruchtjoghurt zum Beispiel stecken sage und schreibe sieben Stück Würfelzucker! Allein damit hast du die empfohlene Tagesdosis der Weltgesundheitsorganisation bereits überschritten. Das ist unerhört und gehört eigentlich verboten. Nur leider sind wir vor der Raffgier und Rücksichtslosigkeit der Lebensmittel(!)industrie in keiner Weise geschützt. Unsere Gesundheit ist den von Profitgier getriebenen Entscheidungsträgern herzlich egal. Bereitwillig nehmen sie in Kauf, dass Millionen Menschen weltweit krank werden, indem sie zahlreiche Lebensmittel mit einem besorgniserregend hohen Zuckeranteil konsumieren. Ein Desaster höchsten Grades. Viele unserer Lebensmittel haben mit „Leben" nicht mehr viel zu tun. Vielmehr sind sie an der Zerstörung deines Lebens beteiligt, als dass sie zu dessen Erhalt beitragen. Natürlich kann nicht nur der Lebensmittelindustrie der schwarze Peter zugeschoben werden. Die Konsumenten müssen die Produkte ja schließlich nicht kaufen. Aber die Aufklärung in Sachen gesunder Ernährung kommt nur schleppend voran und hat noch immer nicht das Ausmaß erreicht, das vonnöten wäre, um die Menschen zu erreichen und nachhaltig zu prägen.

Enthalten Grundnahrungsmittel wie Brot, Nudeln und Reis Zucker?

Im Gegensatz zu Brot enthalten Nudeln und Reis keinen raffinierten Zucker. Daher ist der Verzehr unbedenklich. Bevorzuge hier dennoch die Vollkornvarianten, damit du nicht die leeren, vitalstoffarmen und belastenden Kohlenhydrate des Weißmehls aufnimmst! Beim Brot hingegen lohnt schon wieder ein genauerer Blick auf die Zutatenliste. Denn viele Brote werden mit Zucker versetzt, damit sie eine schönere Farbe annehmen. So werden sie häufig mit Sirup gespickt, obwohl das für den Geschmack nicht notwendig ist. Wenn du zuckerfreies Brot kaufen willst, gehst du am besten zum Bio-Markt oder fragst beim Bäcker nach einer zuckerfreien Alternative. Auch für Brot gilt, dass die Vollkorn-Variante immer reicher an gesunden Inhaltsstoffen ist als das weitverbreitete Misch- oder gar Weißbrot.

Echte Zuckerbomben sind auch die Müslis für Kinder. Statt wertvoll und gesund, quellen sie über vor Zucker. Besser: Basiszutaten einzeln kaufen, damit nur Zucker in unbedenklichen Mengen aufgenommen wird.

<u>Zuckerfreies aus der Tiefkühlabteilung</u>

Hier gibt es nur wenige gute Nachrichten. Frei von Zucker sind hier nur Obst und Gemüse ohne Soßen- beziehungsweise Rahmzusätze. Ansonsten sieht es in diesem Supermarktabschnitt eher schlecht aus mit der Zuckerfreiheit. Dies gilt sowohl für Pommes und Fertiggerichte als auch für Pizza, Eis und Tiefkühltorten. Bei tiefgefrorenem gewürztem Fleisch solltest du ebenfalls auf das Etikett schauen, denn hier steckt immer Zucker drin. Ebenso verhält es sich mit gewürztem Fisch, der in Marinade angeboten wird. Auch darin befindet sich in der Regel immer Zucker.

Zuckerzusätze in Konserven

Dosenessen ist – das wissen wir alle – nicht gerade das Paradebeispiel für eine gesunde Ernährungsweise. Denn: Darin sind nicht mehr besonders viele Vitalstoffe übrig, da die Kost nicht frisch zubereitet wurde. Zum anderen enthalten die Dosen und Gläser mit Eintöpfen, Nudelgerichten & Co. in der Regel auch noch Zucker. Egal, ob Grillsoßen, Salatdressings, Remoulade, Ketchup, Fertiggerichte, Fisch und Fleisch in Dosen, Würstchen aus dem Glas oder süß eingelegtes Obst. Diese Form der Nahrungsmittelverarbeitung scheint überhaupt nicht ohne Zuckerzusatz auszukommen. Also bitte meiden, wo es geht. Klar, macht auch hier die Dosis wieder das Gift. Aber bedenke immer, in 75 Prozent aller verpackten Supermarktartikel findet sich Zucker. Wenn du also die Spaghetti aus der Dose genießt, halte dich an diesem Tag bei den anderen zuckerhaltigen Lebensmitteln zurück. Wenn du die Grillsaison kaum abwarten kannst, entscheide dich lieber für selbstgemachte Dips, etwa mit Knoblauch, Avocado auf Quark-, Öl- oder Joghurtbasis!

… und dann die süßen Süchtigmacher – weg damit! Ab in die Verbannung!

Dies wird eine schwere Trennung, aber sie wird dir sehr guttun. Verabschiede dich von deiner ehemals besten Freundin, der Schokolade. Sie ist gemein und hinterlistig.

Nur vordergründig schenkt sie dir Glück. Hintenrum richtet sie in größeren Mengen Schäden in deinem Körper an und öffnet Tür und Tor für die modernen Volkskrankheiten. Natürlich musst du nicht gänzlich auf den Seelentröster verzichten, bloß eben, den Konsum drastisch drosseln. Wenn du zum Schokokeks, dem Stück Torte oder sonstigem Süßkram greifst, sei dir einfach bewusst, das ist DAS Nascherli für heute, dann geht das auch in Ordnung. Allerdings solltest du dann nicht noch zusätzlichen Zucker über andere Lebensmittel aufnehmen oder weitere Süßwaren konsumieren. Denke immer daran, ein Teelöffel Zucker am Tag reicht aus, um chronische Entzündungen in deinem Körper in Gang zu setzen. Und sechs Teelöffel am Tag sind absolutes Maximum und werden von etlichen Menschen um ein Vielfaches überschritten! Also, lass die krankmachenden Dickmacher wie Nutella, Schokolade oder Fruchtgummi eiskalt in der Ecke stehen. Würdige sie keines Blickes und konzentriere dich auf jene Lebensmittel, die dir guttun. Die Trennung ist am Anfang zugegebenermaßen schmerzhaft, der Schmerz lässt aber – wie bei der Trennung von einem wichtigen Menschen – nach einer gewissen Zeit nach. Im Anschluss an deine vorübergehende Abstinenz kannst du einen gesunden Zugang zu Süßem finden, indem du deinen Konsum bewusst und nachhaltig einschränkst.

Achtung: Zucker hat noch andere Bezeichnungen

Was du noch zum Thema Zucker auf Lebensmitteletiketten wissen solltest, ist, dass er noch andere Namen trägt beziehungsweise in unterschiedlichen Formen vorkommt. Wenn du also keinen Zucker auf der Zutatenliste entdecken kannst, halte nach Begriffen wie Saccharose, Maltodextrin, Dextrose, Süßmolkenpulver oder Glukose Ausschau. Hinter all diesen Bezeichnungen versteckt sich nichts anderes als Zucker – eben in einer anderen Form. Auch Nahrungsmittel, die auf „-ose" enden oder mit „-sirup" sind immer zuckerhaltig und verdienen den Platz in deinem Einkaufswagen nicht.

Getränke ohne Zucker sind rar gesät

Ebenso wie bei den Nahrungsmitteln ist es auch in der Getränke-Abteilung schwer geworden, zuckerfreie Durstlöscher zu finden. Mit Saft, Schorlen, Nektaren, Limonaden und jeder Menge alkoholischer Getränke tun sich da wahre Zuckerberge auf. Im Grunde genommen bleiben nur Wasser, Direktsäfte und ungesüßte Tees übrig. Alle anderen Getränke mögen zwar lecker schmecken, enthalten aber zum Teil erschreckende Mengen Zucker und ruinieren auf Dauer deine Gesundheit. Zum Glück werden die Menschen sich dieser Thematik zunehmend bewusster, sonst hätte Coca Cola neuerdings nicht mit Umsatzrückgängen zu kämpfen. Dies ist ein Schritt in die richtige Richtung. Aber es muss natürlich noch sehr viel mehr getan werden in punkto Lebensmittel-Gesundheit. Eine ganze Industrie muss sich auf den Kopf stellen. Die Menschen müssen noch viel bewusster im Umgang mit Zucker werden. Leider wird er in unserer Gesellschaft immer noch verharmlost, werden die drastischen gesundheitlichen Folgen eines hohen Zuckerkonsums nicht anerkannt.

Limonaden, aber auch alkoholische Mixgetränke und Energydrinks enthalten bekanntermaßen raffinierten Zucker. Fruchtsaft aus Fruchtkonzentraten und Saftschorlen gelten zwar als gesund, sind aber sehr reich an Fruktose. In hoch konzentrierter Form ist Fruchtzucker allerdings nicht sehr gesundheitsfördernd. Am besten machst du deinen Saft einfach selbst! Ein Glas am Tag reicht aber, sonst führst du deinem Körper wieder zu viel Fruktose zu.

Was für Alkohol gilt, weiß jedes Kind: Bitte nur in Maßen konsumieren und bedenken, dass Alkohol ein Gift ist, das alle Organe im Körper angreift!

Tolle Alternativen für ein Frühstück ohne Zucker

Womit überwindet man denn aber das über alles geliebte Nutella-Brötchen am Morgen? Auch diese Umstellung fällt zunächst erst einmal schwer. Denn scheinbar ist diese Kombi das Leckerste, was man auf dem Frühstückstisch vorfinden kann. Aber leider wimmelt es hier nur so von vitaminarmen, leeren Kohlenhydraten. Doch es gibt Alternativen, die nicht nur viel gesünder für dich sind, sondern tatsächlich auch noch sehr gut schmecken – nach einiger Zeit der Ernährungsumstellung, wenn du den Zugang zum natürlichen Geschmack wiedergefunden hast.

Probiere beispielsweise ein Müsli auf Haferflockenbasis aus. Dazu kannst du Haferflocken und ungezuckerte Cornflakes als Basis nehmen, dann Nüsse, Samen, und Trockenfrüchte wie Rosinen und getrocknete Apfelstücke hinzufügen und das Ganze mit frischen Bananenscheiben, Apfelstücken und in der Saison mit Erdbeeren versehen. Überziehe dein Poweressen dann noch mit ein wenig Naturjoghurt und Milch. Et voíla, schon hast du ein süßes und gleichzeitig vollwertiges Frühstück vor dir zu stehen. Bon appétit! Dieses Müsli versorgt dich mit vielen Vitaminen, Spurenelementen und Mineralien, die dich optimal für deinen herausfordernden Arbeitsalltag wappnen.

Eine weitere Möglichkeit für ein gesundes, vollwertiges Frühstück bietet Porridge, hierzulande besser bekannt als Haferschleim. Die Grundlage dafür bilden ebenfalls Haferflocken, die in Wasser oder Milch gekocht werden und denen ein Stück Butter untergerührt wird. Dadurch ergibt sich die berühmte breiige Konsistenz. Um es zuckerfrei zu genießen, kannst du es mit süßen Früchten wie Banane, Beeren, Nektarinen oder Äpfeln verzieren. Bei den Schotten wird das Ganze salzig, also als herzhaftes Gericht, kredenzt. Um ein wenig mehr Süße hineinzubringen, greife zu Ahornsirup oder ein wenig Honig. Am besten ist es aber, wenn du versuchst, allein mit der Süße von Früchten auszukommen. Lecker knackig wird das Ganze, wenn du noch ein paar Nüsse und Samen untermischst. Damit erzielst du einen angenehmen crunch-Effekt. Eine besondere Note bekommt das traditionell britische Gericht durch den Zusatz von Gewürzen. Prima harmoniert zum Beispiel Zimt mit dem milden Geschmack von Haferflocken.

Wenn du kein Gluten verträgst, kein Problem. Dann tausche die Haferflocken einfach gegen glutenfreie Getreidesorten aus. Greife zu Amaranth, Buchweizen, Hirse oder Quinoa, um dein Porridge unbeschwert genießen zu können.

Wer sich mit Müsli zum Frühstück nicht anfreunden kann, der darf gern weiterhin mit Brot oder Brötchen in den Tag starten. Wichtig ist hier, dass der Vollkornanteil dieser Getreideerzeugnisse so hoch wie möglich ist, damit du gut mit Vitalstoffen versorgt bist. Empfehlenswert ist auch Knäckebrot, da es ebenfalls aus dem vollen Korn gebacken wurde. Statt der Marmelade oder dem Schokoaufstrich gilt es dann aber, zu zuckerfreien Varianten beziehungsweise herzhaften Belägen zu greifen.

Wie wäre es zum Beispiel mit würzigem Käse, Frischkäse oder zuckerfreier Wurst? Diese Beläge schmecken nicht nur, sondern schonen auch deinen Körper, indem sie den Zuckerspiegel nicht so stark pushen wie die süßen Brotaufstriche.

Im Bioladen und auch in immer mehr Supermärkten findest du pflanzliche Aufstriche auf der Basis von Sonnenblumenkernen und Gemüse, die inzwischen wirklich lecker sind und über viele wertvolle Inhaltsstoffe verfügen. So kannst du dir etwa neben einem Curry-Aufstrich den Paprika-, Meerrettich- oder Paprika-Streich zu Gemüte führen. Probiere sie einfach einmal aus! Bestimmt ist auch etwas in deiner Geschmacksrichtung dabei. Die Hauptsache ist, dein Frühstück kommt ohne Zucker und ohne oder möglichst wenig Weißmehl aus.

<u>Welche Getränke eignen sich für ein ausgewogenes Frühstück?</u>

Den heiß geliebten Kaffee aufzugeben, fällt uns allen – als hoffnungslos abhängige Kaffeejunkies – natürlich schwer. Wie immer, macht auch hier die Dosis das Gift. Nichts spricht gegen den Kaffee am Morgen, um in die Gänge zu kommen oder dem nach dem Mittag, um das Mittagstief im Büro zu überwinden. Aber der Konsum von Kaffee sollte auf gar keinen Fall das lebensnotwendige Wasser ersetzen und den ganzen Tag über getrunken werden. Und genau dies geschieht in vielen Büros in Deutschland und anderswo. Denn: Kaffee gehört zu den größten Säurebildnern und wer ihn in Massen genießt, bekommt nicht nur mit dem Blutdruck Probleme, sondern übersäuert auch seinen Organismus stark, mit den typischen, krankmachenden Folgen und Leistungseinbußen.

Eine tolle Alternative für zwischendurch sind Kräutertees, Roibusch- oder Ingwertee. Lass jedoch die Finger von den gesundheitsschädlichen Zuckerbomben wie Limonaden, gezuckerten Nektaren, Energydrinks oder Saftschorlen. Auch wenn die mit Obst verzierten Flaschen reichhaltig Vitamine versprechen mögen, sind sie zu zuckerhaltig. Besser frisches Obst essen! Empfehlenswert ist zudem ein selbstgemachter Smoothie aus Früchten. So führst du deinem Körper wichtige Vitamine und Mineralien zu, ohne ihn mit raffiniertem Zucker oder zu viel Fruktose in Form von Fruchtsaftkonzentraten zu belasten. Allerdings reicht ein Glas am Tag aus. Meide auch besser die Smoothies aus dem Supermarkt, denen ebenfalls der Nachteil zueigen ist, dass sie mit ihren Fruchtsaftkonzentraten zu viel Fruchtzucker enthalten. Direkter Saft aus Früchten ist da eher zu empfehlen.

Weitere Ernährungsempfehlungen, die dir Gesundheit schenken

Woran kannst du an deiner Ernährung noch feilen, um deine Gesundheit zu stärken? Du bist, was du isst. Dieser Satz ist bedeutsamer als je zuvor. Denn selten haben sich die Menschen so schlecht ernährt wie in der Gegenwart. Nicht nur zu viel Zucker steckt in unseren Lebensmitteln, sondern auch zu viel Fett. Wir essen zu viel Fleisch, zu viele zuckerhaltige Speisen wie Kuchen und Kekse und Weißmehlprodukte, die uns auf Dauer mit zu vielen Kohlenhydraten beziehungsweise Fettsäuren belasten. Ohne nachzudenken, fallen wir über Würstchen, Steaks, Schnitzel und Wurstwaren her, ohne uns bewusst zu sein, dass wir so viel Fleisch gar nicht brauchen. Zumal die wenigsten von uns so schwer arbeiten wie ein Bauarbeiter, der durch seine körperliche Arbeit natürlich viel mehr Kalorien umsetzt als ein Büroangestellter.

Also, finde auch hier ein gesundes Maß, sowohl beim Fleischkonsum (zwei oder drei Mal die Woche reichen aus) als auch bei den vor Fett triefenden Süßspeisen. An der zunehmenden Anzahl von Vegetariern zeigt sich glücklicherweise, dass hier langsam ein Umdenken stattfindet, hin zu einer bewussteren, fettärmeren Ernährungsweise. Das ist gut, denn unser Körper benötigt gar nicht solch ein Übermaß an tierischen Fetten. Vielmehr schätzt er pflanzliche Fette, die in Nüssen, Samen, Pflanzenölen etc. enthalten sind.

Tierische Fette werden meist direkt als Fett im Körper einge-lagert, da der menschliche Organismus seine Energie lieber aus den vielen Kohlenhydraten bezieht, die wir aufnehmen. Zudem enthalten tierische Fette zu viel Cholesterin, das sich in den Blutgefäßen ablagert und bei lang andauernder hoher Zufuhr zu Arterienverkalkung und Herz-Kreislauferkrankungen führen kann. Besonders cholesterin-reich sind Eier und Butter.

Wer seinem Körper etwas Gutes tun will, der sollte statt Fleisch und Schmalz lieber häufiger zu Fisch oder Salat mit kaltgepressten Pflanzenölen greifen. Die hochwertigen un-gesättigten Fettsäuren darin sind lebensnotwendig für den reibungslosen Ablauf unserer Körperfunktionen. Natürlich heißt das nicht, dass der Körper gar keine tierischen Fette benötigt, nur braucht er diese eben nicht täglich und in der Menge, wie viele Menschen sie zu sich nehmen. Doch nach neueren Forschungen sind es gar nicht so sehr die tierischen Fette, die uns Menschen krankmachen, sondern vielmehr das Übermaß an Zucker und leeren Kohlenhydraten (Weiß-mehlprodukten), mit dem wir Tag für Tag unseren Körper regelrecht fluten. Versuche also, davon die Finger zu lassen, leere Kohlenhydrate in Form von Süßwaren und/oder Weiß-mehlerzeugnissen zu meiden oder stark einzuschränken! Halte dich in der Hauptsache an Vollkornprodukte sowie eine frische, basenreiche und vitalstoffreiche Kost!

Die besten Abnehm-Tipps – So verlierst du überflüssige Pfunde

Du hast dich dazu entschlossen abzunehmen? Prima! Das beste Abnehm-Programm lautet nach wie vor: Iss „einfach" weniger, aber dafür das Richtige und bewege dich viel! Entscheidend ist bei der Gewichtsreduktion nicht, dass du Hunger leidest, sondern dass du täglich das Richtige zu dir nimmst. Hochwertige Lebensmittel, die dich nähren und stärken, die dir alle Vitalstoffe zur Verfügung stellen, die du brauchst. Wenn du dich hauptsächlich davon ernährst, werden die Kilos ganz automatisch von dir herunterpurzeln. Konzentriere dich bei deiner neuen Ernährungsweise auf Vollkornprodukte, Nüsse und Samen sowie Obst, Gemüse, mageres Fleisch und Pflanzenöle. Ob du es glaubst oder nicht: Aus diesen Basiszutaten lassen sich leckere Gerichte zaubern. Vollkorn-Spaghetti mit frischem, gedünsteten Gemüse, angebratenem Hackfleisch und Tomatensoße und vielerlei andere hochwertige Speisen kannst du aus diesen Dingen zaubern. Versuche, so oft es geht, mit frischen Zutaten zu kochen und Fertiggerichte zu reduzieren. Tiefgekühltes Gemüse darfst du zur Unterstützung gern dazu holen, denn hier stecken oft mehr Vitamine drin als in frischem Gemüse, da dieses durch lange Lagerung bereits an Vitaminen eingebüßt hat. Fleisch und Eier darfst du gern essen, aber halte dich hier an ein verträgliches Maß. Es müssen nicht jeden Tag Fleisch, Eier oder Pommes auf deinem Teller landen. Orientiere dich bei der Zufuhr von Obst und Gemüse an der fünf-Portionen-Regel, dann bist du täglich mit allem versorgt, was du brauchst, um deinen Alltag gut zu meistern! Obst und Gemüse sollten auf jeden Fall täglich auf deinem Speiseplan stehen. Optimal ist es, wenn du zu jeder Mahlzeit eine Gemüse- oder Obsteinheit isst.

Statt zu Keksen, Chips und Co. zu greifen, versuche bei Heißhungerattacken auf Trockenfrüchte und süße Früchte auszuweichen! Widerstehe deiner Sucht nach Zucker oder zügele sie zumindest so, dass nur ein Stück und nicht die ganze Schokolade in deinem Bauch landet! Denn das macht dich auf Dauer definitiv krank. Wichtig beim Abnehmen ist auch eine große Bewusstheit im Umgang mit dem Essen an sich. Statt während der Arbeit am Bildschirm zu essen, konzentriere dich bewusst auf deine Mahlzeit und iss langsam, damit der Sättigungseffekt rechtzeitig einsetzt, bevor du zu große Mengen verzehrst! Gründlich kauen, gehört auch dazu. Erst, wenn du dein Essen richtig bewusst schmeckst, bekommst du das Gefühl, davon nicht noch mehr zu brauchen.

Versuche häufig Vollkornprodukte auf den Teller zu bringen. Denn die geballte Power des vollen Korns betankt dich mit vielen Vitalstoffen und sorgt für ein längeres Sättigungsgefühl.

Ganz wichtig: Verzichte unbedingt auf Limonaden und Energydrinks! Die sind derart mit Zucker gespickt, dass sie eine wahre Belastungsprobe für deine Gesundheit darstellen. Weiche lieber auf Wasser und ungesüßte Tees aus! Dadurch kannst du effektiv unzählige Kalorien am Tag einsparen. Versuche generell, Süßwaren zu meiden, die unsere Ernährungsweise schon viel zu lange dominieren! Naschen sollte wirklich nur ganz reduziert und ganz bewusst erfolgen. Vielleicht gelingt es dir auch, dir die lästigen Büronaschereien abzugewöhnen sowie zwischendurch Süßes zu meiden und nur am Abend – quasi als Belohnung für den Tag – ein oder auch zwei Stückchen Schokolade zu essen.

Es wäre ebenfalls toll, wenn du es außerdem schaffen würdest, das meiste Essen selbst zu kochen. Denn: Wenn du frische Lebensmittel verarbeitest, nimmst du automatisch weniger Kalorien zu dir, weil ihnen nicht schon im Vorfeld von den Herstellern unzählige Dickmacher hinzugefügt wurden. Zudem versorgst du auf die Art deinen Körper mit vielen Vitaminen und Mineralstoffen, die in Fast-Food-Gerichten fehlen oder nur in ganz geringen Mengen vorkommen. Tipp fürs Büro: Koche dein Mittagessen am Abend vor deinem Arbeitstag vor! Wenn du eine größere Menge zubereitest, bist du mit einem gesunden Gericht zwei Arbeitstage lang versorgt.

Hilfreich ist es auch, wenn du es schaffst, generell ein Bewusstsein für fett- und zuckerreiche Speisen zu entwickeln! Viele Kalorien kannst du einsparen, indem du hier dein Bewusstsein schärfst und beim Einkaufen die richtigen Produkte auswählst. Wichtig für jeden Abnehm-Willigen: viel Wasser trinken, am besten stilles! Denn wenn du viel trinkst, ist dein Magen öfter mit Wasser gefüllt und dich plagt kein ständiges Hungergefühl mehr.

Toller Motivations-Tipp: Suche dir einen Abnehm-Partner! Seid ihr zu zweit, fällt das Abnehm-Programm viel leichter, denn geteiltes Leid, ist bekanntlich halbes Leid. Ein/e Freund/in oder ein/e Kollege/in kann dir dabei helfen, wenn du Einbrüche hast und dein Diät-Programm am liebsten abbrechen würdest. Zusammen könnt ihr euch gegenseitig motivieren und zum Weitermachen animieren.

Auch wenn du es nicht mehr hören kannst: Treibe regelmäßig Sport und bewege dich ausreichend! Und wenn du abends vor dem Fernseher deine Bauch-Beine-Po-Rücken-Übungen machst. Spaziergänge und Walking- oder Jogging-Einheiten stärken deinen Kreislauf, deine Muskeln und den gesamten Organismus und helfen dir ebenfalls beim Abnehmen. Zudem reduzieren diese Bewegungseinheiten deinen Stresspegel, du fühlst dich wohler in deiner Haut und brauchst nicht mehr so viel zu essen. Zwei Mal die Woche für 30 Minuten Laufen, Schwimmen oder Walken reichen aus, um deinen Körper zu stärken. Natürlich kannst du dich auch in einem nahegelegenen Fitnessstudio oder bei einem anderen Hobby anmelden, das in Reichweite deines Zuhauses liegt.

Schaue auch ansonsten, wo du noch mehr Bewegung in deinen Alltag einbauen kannst! Ist deine Arbeit wirklich nur per Auto zu erreichen? Oder kannst du diesen Weg auch per Rad oder zu Fuß zurücklegen? Vielleicht ist er sogar in eine Joggingstrecke zu verwandeln? Wann immer du die Wahl hast zwischen Treppe und Fahrstuhl, entscheide dich stets für den sportlicheren Weg! All das sind prima Möglichkeiten, um schnell und nachhaltig an Gewicht zu verlieren. Nur wenn du deinen Lebensstil und deine Verhaltensweisen änderst und dein Bewusstsein schärfst, kannst du dein Gewicht reduzieren und es auf Dauer halten.

Essenziell für das Erreichen und Halten deines Wunschgewichts: Sorge dafür, dass du dich seelisch wohlfühlst! Integriere Dinge in dein Leben, die dir guttun und dir Freude bereiten! Suche den Kontakt zu anderen Menschen, mit denen du dich austauschen kannst! Nur wer ausreichend Freude in seinem Leben hat, schafft es auch, weniger zu essen.

Und last but not least: Versuche deinen Tag so stressarm wie möglich zu gestalten. Denn: Stress ist ein Hauptrisikofaktor für Übergewicht und Heißhungerattacken. Der Appetit nimmt bei vielen Menschen unter Stress deutlich zu, sie greifen automatisch zur selbsterklärten Nervennahrung. Leider sind das fast immer die typischen Dickmacher. Plane für alles mehr Zeit ein, schraube Ansprüche herunter, versuche Druck, wo es geht, herauszunehmen. Auf Arbeit gilt:

Prioritäten setzen und auch mal an entsprechender Stelle meckern, wenn die Arbeitsbelastung dauerhaft zu hoch ist.

Wichtige Vitamine und Mineralien bei Stress

Um deinen Körper dauerhaft gesund zu erhalten oder ihn wieder gesünder werden zu lassen, benötigt er neben Fett, Kohlenhydraten und Eiweißen Mineralstoffe, Vitamine und Spurenelemente. Gerade bei vermehrtem Stress, also in außerordentlichen Belastungssituationen, braucht dein Körper vermehrt Vitalstoffe. Besonders wichtig für Stressgeplagte ist das Magnesium, das sich in Nüssen, Vollkornprodukten und Bananen findet. Dieses klassische Anti-Stress-Mineral gibt deinem Herzen die Power, die es zum Schlagen braucht und kurbelt generell die Energieproduktion in deinem Körper an. Zudem wirkt es beruhigend auf das Herz-Kreislauf-System und reduziert beziehungsweise verhindert überschießende Stressreaktionen.

Für ein intaktes Immunsystem ist Zink ein essenzieller Kraftstoff. Leidest du häufig an Infekten, solltest du mehr von diesem Mineral zu dir nehmen, denn es stärkt die Abwehrkräfte, die unaufhörlich gegen Viren, Bakterien und andere Schadstoffe, die in den Körper eindringen wollen, zu Felde ziehen. Unter Stress ist dein Immunsystem besonders geschwächt, weshalb du gerade dann verstärkt Zink zu dir nehmen solltest! Wichtige Zinkquellen sind Fisch, Fleisch, Vollkornprodukte und Nüsse. Diese Lebensmittel helfen dir dabei, deine Reserven wieder aufzufüllen und dich weniger anfällig für Stress und Krankheiten zu machen.

In dem Zusammenhang gehört natürlich auch das Vitamin C erwähnt. Der Klassiker unter den Immunsystem-stärkenden Vitaminen wird unter Stress auch vermehrt benötigt. Die Reaktion auf akute psychische Belastung und Überforderung fällt mit viel Vitamin C nachweislich weniger intensiv aus als mit einer geringen Menge. Sprich, du bist mit einer ausreichenden Vitamin C-Zufuhr stressresistenter als bei einer unzureichenden Versorgung. Dieses Gesundheits-Vitamin führst du deinem Körper am besten mit frischem Obst wie Äpfeln, Erdbeeren, Zitrusfrüchten oder Gemüse wie Paprika und Brokkoli zu.

Last but not least: die B-Vitamine. Auch diese gesundheitsfördernden Stoffe stärken unter Stress deine Widerstandsfähigkeit. Denn: Sie wirken ausgleichend und beruhigend auf den Körper. Sie sind in Milch, Eiern, Fisch, Vollkorn und Fleisch enthalten und spielen eine zentrale Rolle bei der Energiegewinnung, der Blutbildung, der Zellbildung, im Nervensystem und bei vielem mehr.

Wie wichtig ist Trinken für unsere Gesundheit?

Um es kurz zu machen: sehr wichtig! Dein Körper braucht für alle Stoffwechselvorgänge Wasser, schon allein, weil er zu etwa 50-60 Prozent daraus besteht. Nicht nur das Blut braucht zum Fließen ausreichend Wasser, auch die Nieren oder die Haut benötigen es zum Ausscheiden von schädlichen Stoffwechselendprodukten. Auch während der Atmung und bei der Verdauung werden bestimmte Mengen an Wasser verbraucht. Das menschliche Gehirn besteht sogar zu 90 Prozent aus Wasser und verlangt logischerweise regelmäßig Nachschub. Ausreichend Flüssigkeit ist daher nicht nur für deine Organe essenziell, sondern auch für deine kognitive Leistungsfähigkeit, das Denken. Trinkst du zu wenig, werden deine Gehirnzellen schlechter mit Wasser versorgt, was du an einer verringerten Hirnleistung, Gedächtnisstörungen und einer gesteigerten Müdigkeit spüren kannst. Ist das Blut nicht flüssig genug, kann es die Nährstoffe nicht umfassend in jede Zelle deines Körpers transportieren. Hat eine Zelle zu wenig Wasser, wird sie schlaff und ist nicht voll funktionstüchtig. Zudem werden Haut und Schleimhäute bei Wassermangel schlechter mit Wasser versorgt und trocknen aus. Die Haut bekommt schneller Falten, Schleimhäute werden anfälliger für Viren und Bakterien.

Wenn Wasser im Körper fehlt, kann auch der Abtransport von Giften und Schlacken nicht mehr in vollem Umfang erfolgen. Heilungs- und Reparaturarbeiten finden nicht mehr so effektiv statt. Wasser ist die Essenz des Lebens. Ohne Wasser geht überhaupt nichts im Körper.

Gehörst du zu den Menschen, die zu wenig trinken? Dann hat dies höchstwahrscheinlich Auswirkungen auf dein Wohlbefinden. Die Deutsche Gesellschaft für Ernährung hält 1,5 bis zwei Liter am Tag für optimal. Am besten in Form von Mineralwasser, ungesüßten Tees und frisch gepresstem Saft (nur ein Glas am Tag!). Also: Achte darauf, ausreichend Flüssigkeit zu dir zu nehmen, dann bist du nicht nur geistig, sondern auch körperlich fitter! Denn du lieferst damit deinem Körper auf die Art das lebensnotwendige Nass, das er für beinahe alle seine Aufgaben benötigt. Kaffee und Bier zählen übrigens nicht zu den empfohlenen 1,5 Litern! Denn: Sie entziehen dem Körper Wasser. Nur Wasser, Kräutertee und Co. versorgen deinen Körper effektiv mit dem Elixier des Lebens. Nur wenn du genügend davon trinkst, kann dein Körper alle seine Funktionen gut erfüllen. Natürlich darfst du weiterhin dein Bier und deinen Kaffee genießen, nur bedenke, dass du die 1,5 Liter Wasser dann noch on top trinkst!

Wusstest du, dass wir Menschen ein Durstgefühl häufig als Hunger fehldeuten? Ja, in der Tat! Leider interpretieren wir dieses Signal oft falsch und greifen in solchen Momenten zum Essen statt zur Trinkflasche. Besser ist es, wenn du präventiv – also bevor der Durst einsetzt – etwas trinkst. Gerade wenn du körperlich schwer arbeitest, musst du dafür Sorge tragen, deine Vorräte aufzufüllen! Auch beim Sport gehört das dazu. Wann immer du viel schwitzt, solltest du Wasser bei dir haben! Aber auch im Büro darf die Trinkflasche gern immer griffbereit stehen. Denn wenn du mit dem Element unterversorgt bist, spürst du das ganz schnell in Form von Müdigkeit, Konzentrationsschwäche, Kopfschmerzen oder Vergesslichkeit. Denn gerade bei den klassischen Büroarbeiten, die ein konzentriertes Denken erfordern, wird viel Wasser verbraucht. Das ist schwer vorstellbar, weil du dabei nicht schwitzt, aber es stimmt. Als Indiz für einen Wassermangel gilt dunkel eingefärbter Urin oder Haut, die, nachdem sie gekniffen wurde, unzureichend in ihre Ausgangsposition zurückkehrt. Ist der Harn konzentrierter als gewöhnlich, solltest du deine Wasser-Ration deutlich aufstocken. Der Urin sollte immer farb- und geruchlos sein. Dann bist du ausreichend mit Wasser versorgt.

Um die optimale Trinkmenge zu gewährleisten, gewöhne dir einfach an, immer eine Flasche Wasser mit dir mitzuführen – egal wohin du gehst. Sie sollte für dich zum ständigen Wegbegleiter werden, ebenso wie Portemonnaie, Handy oder Schlüssel. Tipp fürs Büro: Bereite dir – bevor du mit deiner Arbeit beginnst – jeden Morgen eine große Kanne mit Tee oder Wasser und Zitronenscheiben/ Zitronenspritzern zu! Verwende dafür bitte ungespritzte Bio-Zitronen, damit du die Schadstoffe aus der Schale nicht aufnimmst! Perfekt ist hierfür stilles Wasser, denn Kohlensäure übersäuert deinen Organismus zusätzlich zur heute ohnehin stark verbreiteten säureüberschüssigen Ernährung. Dein Körper muss sich dann noch on top der Kohlensäure des Sprudelwassers entledigen. Das muss nicht sein. Entlaste ihn in seiner Arbeit, indem du von vornherein zu stillem Wasser greifst! Du kannst dein Wasser geschmacklich aber auch super mit tiefgefrorenen Früchten wie Beeren, Ingwerscheiben oder Kräutern wie Minze aufpeppen. Der Vorteil an dem morgendlichen Ritual: Du musst dir im Tagesverlauf nicht mehr permanent Gedanken um neues Trinken machen. Wenn du eher zu den Trinkmuffeln gehörst, greife häufig zu wasserreichem Obst und Gemüse. Auf die Art schaffst du es, deine tägliche Trinkration zumindest teilweise ohne Wasser zu erreichen. Gurke, Melone, Salat, Spargel, Erdbeeren, Tomaten sind für diesen Zweck prädestiniert. Denn: Diese Sorten führen dir auf leckere Weise viel Flüssigkeit zu. Natürlich ersetzen sie den Wasserkonsum nur zu einem gewissen Teil. Das Trinken bleibt dir dadurch leider nicht gänzlich erspart.

Stoffwechselendprodukte und Umweltgifte loswerden

Möglichkeiten der Entgiftung

Das Buchinger-Fasten

Durch unsere ungesunde Ernährungsweise verbleiben Säuren und andere schädliche Stoffwechselendprodukte (Schlacken) im Körper und reichern sich dort an. Der Körper schafft es einfach nicht, all die belastenden Stoffe komplett auszuscheiden. Mit einer Fastenkur kannst du deinen Organismus nicht nur von diesen belastenden Rückständen befreien, sondern ihm auch einmal eine Ruhepause gönnen. Denn während des Fastens wird die Verdauung heruntergefahren. Durch diese Entlastung hat dein Körper plötzlich genügend Zeit, überfällige Reparaturen anzugehen, für die er im „Alltagsbetrieb" keine Gelegenheit hat. Fasten – das wird dir jeder Mensch, der es schon mal ausprobiert hat, bestätigen – steigert dein Wohlbefinden spürbar. Du wirst geistig klar, fühlst dich frisch und voller Energie. Und das, obwohl du nichts isst. Die gesundheitsfördernde Wirkung des Fastens ist mittlerweile auch wissenschaftlich nachgewiesen und gilt daher als unbestritten.

Das Heilfasten nach der Buchinger-Methode wurde 1920 vom deutschen Mediziner Otto Buchinger eingeführt. Da der Internist unter diversen Stoffwechselerkrankungen litt, probierte er das Fasten bei sich selbst aus, um seine Beschwerden zu lindern. Und tatsächlich ließ der Erfolg nicht lange auf sich warten. Durch den zeitweisen Verzicht auf Nahrung besserten sich seine Symptome deutlich. So gelang es ihm beispielsweise, das Rheuma, das ihn plagte, zu lindern. Aufbauend auf seine Erfolge probierten dann viele Menschen seine Heilmethode aus und konnten bei sich ebenfalls gravierende gesundheitliche Verbesserungen feststellen.

Die Methode ist gut geeignet, um die bekannten Volkskrankheiten wie Diabetes, Allergien, Bluthochdruck, Herzkrankheiten, chronische Schmerzzustände und psychosomatische Beschwerden zu behandeln. Aber auch bei Migräne, Gicht, Rheuma und speziellen Hautkrankheiten hat sich das Verfahren inzwischen bewährt.

Im Gegensatz zu anderen Fastenarten ist es bei der Buchinger-Methode erlaubt, täglich 500 Kilokalorien zu dir zu nehmen. Allerdings nur in Form von Säften! So wird dein Körper auch in der Fastenzeit mit essenziellen Vitaminen und Mineralien beliefert. Auf feste Nahrung solltest du bei dieser Form des Fastens allerdings ebenfalls verzichten. Denn dein Körper soll dabei nicht mit der Verdauungsarbeit belastet werden, sondern sich ganz der Regeneration deiner Zellen und dem Prozess des Entgiftens widmen.

Wie lässt sich der heilende Effekt des Fastens noch erklären? Werden dem Körper keine Lebensmittel mehr zugeführt, können sich die körpereigenen Selbstheilungskräfte entfalten, die in der Folge dazu führen, dass Krankheits-symptome signifikant abgeschwächt werden oder ganz verschwinden. Zudem kommt es zu einer erhöhten Ausschüttung von Serotonin, unserem Glückshormon, wodurch auch unsere Laune steil bergauf klettert. Eine gute Grundstimmung wirkt sich wiederum positiv auf unseren allgemeinen Gesundheitszustand aus. Körper und Seele befinden sich während der Fastenkur quasi im Urlaub und in dieser erholsamen Zeit verschwinden viele Symptome bekanntermaßen wie von selbst.

Wie funktioniert die Fasten-Therapie nach Buchinger nun aber genau? In Kliniken dauert eine Kur dieser Art zwischen zwei und vier Wochen. Im privaten Raum ist eine Enthaltsamkeit von sieben Tagen angemessen, da du auf dich gestellt und ohne medizinische Aufsicht bist. Du beginnst damit, dass du am ersten Tag nur Schonkost zu dir nimmst. Dies ist der sogenannte Entlastungstag, der dich mental und körperlich auf die bevorstehende Fastenzeit vorbereitet. Dann erfolgt eine Darmentleerung mit Glauber- oder Bittersalz. Auch an den folgenden Tagen sollen laut Buchinger weitere Darmentleerungen vorgenommen werden, damit dieses Organ zur Ruhe kommen kann und belastende Rückstände ausgeschieden werden können.

An den Tagen des Nahrungsverzichts „ernährst" du dich allein von Wasser, Kräutertees, Obst- und Gemüsesäften sowie Gemüsebrühe. Gegen Ende der Fastenzeit steigerst du dann deine Nahrungsaufnahme wieder Schritt für Schritt. Am ersten Tag des sogenannten Fastenbrechens darfst du wieder einen Apfel oder eine andere Portion Obst oder Gemüse essen. Dann steigerst du nach und nach deine Nahrungsaufnahme wieder. Ideal ist es, wenn du während des Fastens Urlaub nimmst. So kannst du diesen Vorgang ganz in Ruhe angehen und auch sonst aktiv für dein Wohlbefinden sorgen. Sport und entspannende Tätigkeiten werden dir dabei helfen, dich mit der Abstinenz vom Essen wohlzufühlen. Wenn du dann wieder mit der Nahrungsaufnahme beginnst, stelle am besten sofort auf eine basenreiche, vollwertige Ernährung um! Bringe ein gesundes Maß an Fleisch nebst gesunder Vollkornkost auf den Tisch und plane fortan reichlich Obst, Gemüse, Nüsse und Samen in deine Mahlzeiten ein!

Das intermittierende Fasten: Nahrungsaufnahme nach dem Vorbild unserer Ahnen

In gewisser Weise ist zeitweises Fasten normal. Die ständige Verfügbarkeit von Lebensmitteln ist ein Luxus unserer modernen westlichen Welt. In anderen Ländern, etwa bei den Naturvölkern, essen die Menschen auch nicht permanent etwas. Natürlich liegt das auch daran, dass diesen Menschen Essen nicht ständig zur Verfügung steht. Sie profitieren nicht von einem prall gefüllten Supermarkt, aus dem man sich je nach Belieben jederzeit bedienen kann. Ebenso erging es unseren Urahnen, die Jäger waren. Auch ihnen war das Fasten nicht unbekannt, denn sie mussten zum Teil lange darauf warten, bis sie wieder ein Tier erlegten.

Der Vorteil des zeitweisen Fastens liegt auf der Hand: Dadurch lässt sich nicht nur das Körpergewicht reduzieren oder halten, sondern es hilft auch gegen die weit verbreiteten Stoffwechselerkrankungen unserer Zeit. Denn durch die intervallartige Nahrungsabstinenz bekommt dein Körper immer wieder kleine Auszeiten von der beschwerlichen Arbeit des Verdauens.

Im Gegensatz zur Buchinger-Methode hörst du beim intermittierenden Fasten aber nicht gänzlich mit der Nahrungsaufnahme auf, sondern du isst nach einem festgelegten Muster. So ist es bei dieser Methode vorgesehen, nur zu bestimmten Zeiten etwas zu dir zu nehmen, beispielsweise morgens um 10 oder 11 Uhr, wenn du mit einem Frühstück oder einem frühen Mittagessen in den Tag startest. Dann fastest du bis nachmittags um 16 oder 17 Uhr und nimmst dann nochmal eine Mahlzeit, nämlich ein verfrühtes Abendbrot, zu dir. Abgesehen von diesen Zeitpunkten jedoch isst du gar nichts.

Wenn dir der Nahrungsentzug grundsätzlich leichtfällt, kannst du auch tageweise vorgehen. An einem Tag isst du normal, am darauffolgenden nichts und so weiter. Weil dem Körper während der Esspausen kein Zucker oder andere Kohlenhydrate zugeführt werden, bleiben Blutzucker- und Insulinwert häufig niedrig. Der Cholesterinspiegel wird gesenkt, dein Körper geht zur Verbrennung des eingelagerten Fetts über. Auf die Art hilft dir das Fasten auch beim Verlieren überflüssiger Pfunde. Zudem bekommt dein Organismus beim intermittierenden Fasten die Ruhe, die er braucht, um längst überfällige Reparaturen im Körper vorzunehmen.

Die zeitweilige Enthaltsamkeit vom Essen fördert darüber hinaus nicht nur deine Konzentration, sondern bessert auch dein Hautbild und dein Allgemeinbefinden. Selbstheilungskräfte werden jetzt aktiv und chronische Erkrankungen wie Bluthochdruck und Diabetes können dadurch geheilt oder zumindest deutlich abgemildert werden. Aber auch in der Behandlung von Krebs, Allergien, Neurodermitis, Asthma, Hormonstörungen, Depressionen, Entzündungen oder Erkrankungen des Nervensystems wird das Heilfasten inzwischen mit großem Erfolg eingesetzt. Die positiven Effekte

von Fastenkuren auf die Gesundheit konnten in verschiedenen medizinischen Studien nachgewiesen werden.

So reduzierst du krankmachende Schwermetalle im Körper

Unsere Umwelt ist im Zuge der fortschreitenden Industrialisierung zunehmend toxisch geworden. Nicht nur Feinstaub und andere schädliche Stoffe aus Autoabgasen, Müllverbrennungsanlagen und Industrien belasten den menschlichen Organismus. Auch viele alte Wasserleitungen enthalten schädliche Substanzen. So finden sich in älteren Häusern nach wie vor Blei- oder Zink-Rohre, die uns das Leben schwermachen.

Aber auch bestimmte Lebensmittel weisen Schwermetallbelastungen auf. So kommt in verschiedenen Süß- und Salzwasserfischen wie Thunfisch Quecksilber vor. Dieses gesundheitsgefährdende Metall befindet sich unter anderem auch in den Amalgam-Füllungen, die viele Zahnärzte auch heute noch bei Kariesproblemen in die Zähne einsetzen. Autoabgase und Düngemittel enthalten wiederum schädliches Cadmium, ebenso Zigarettenrauch. Zudem haben unsere herkömmlich angebauten pflanzlichen Lebensmittel in der Wachstumsphase mit Pestiziden und/oder Fungiziden Kontakt gehabt, die Schwermetalle enthalten und die wir durch den Verzehr in unseren Körper aufnehmen. Und auch die zahlreichen Verpackungen aus Plastik, Aluminium etc. sorgen für permanente toxische Belastungen in unserem Körper. Sogar unsere neuen Kleidungsstücke sind sehr oft schadstoffbelastet. Über die Haut gelangen diese Toxine dann in unseren Körper und können uns so das Leben schwermachen.

Sehr problematisch ist unter anderem das Quecksilber, das neben Zahnimplantaten und Fischen leider auch in zahlreichen Medikamenten vorkommt. So beinhalten viele Bluthochdruckmittel sowie diverse Impfstoffe, etwa der gegen Tetanus, das gefährliche Quecksilber. Diese Erkenntnisse beziehen sich auf Aussagen und Studien des berühmten amerikanischen Arztes und Forschers Dr. Klinghardt, der schon in den 90er Jahren des 20. Jahrhunderts die Schwermetallbelastungen im menschlichen Organismus untersuchte. Er fand auch heraus, dass Kinder, die an Neurodermitis oder Asthma leiden, bereits über ihre Mutter Quecksilber mitbekommen haben, sei es durch deren Amalgam-Füllungen im Zahn oder durch andere Belastungsquellen, die durch die Schwangerschaft auf den kindlichen Körper übergegangen sind. Vor diesem Hintergrund erkranken viele Kinder schon früh in ihrem Leben an den unterschiedlichsten chronischen Erkrankungen.

Dier Mix aus den vielfältigen Schadstoffen ist inzwischen tatsächlich zu einem großen Problem geworden und führt beim Menschen zu den unterschiedlichsten Krankheitsbildern, Störungen und Beschwerden. Gerade chronische Erkrankungen sind nach Dr. Klinghardt fast immer Ausdruck einer Schadstoffbelastung. Nicht nur Allergien und Asthma, auch andere Leiden wie chronisch-entzündliche Magen-

Darm-Erkrankungen resultieren daraus. Sogar Unfruchtbarkeit, Fehl- und Frühgeburten sind sehr oft ein Resultat zu großer Mengen von Schadstoffen im Körper. Auch hinter scheinbar harmlosen Alltagsbeschwerden wie Kopfschmerzen, Vergesslichkeit, Migräne oder Verdauungsproblemen können Schwermetallbelastungen stecken.

Wenn sich Blei, Quecksilber und Co. im Körper ablagern, werden Nieren und Darm enorm belastet und leider auch geschädigt. Das Immunsystem des Menschen, welches hauptsächlich im Darm angesiedelt ist, reagiert besonders empfindlich auf Schwermetalle und andere toxische Substanzen. Es wird durch diese Schadstoffe enorm geschwächt. Candida-Pilze vermehren sich unter dem Einfluss von Schwermetallen. Klinghardt vermutet, dass der Körper diese Mikroorganismen als Strategie nutzt, um die Schwermetalle in den Zellwänden der Pilze zu binden, damit sie den Körper nicht belasten, also nicht in anderen Organen oder im Gehirn abgelagert werden. Daher rät der erfahrene Arzt und Forscher auch dazu, eine Anti-Candida-Kur erst nach einer professionellen Schwermetallausleitung durchzuführen, da durch das Absterben der Pilze die Schwermetalle im Organismus freigesetzt und somit den Körper, die Nerven, das Gehirn sowie Darm und Nieren belasten würden.

Doch glücklicherweise kannst etwas gegen die Umweltgifte-Schwemme unternehmen. Es gibt diverse Methoden, wie du deinem Körper dabei helfen kannst, Schadstoffe auszuleiten.

Am besten gehst du zu einem spezialisierten Heilpraktiker, der sich mit der Thematik auskennt. Dieser wird dir ein professionelles Entgiftungsprogramm zusammenstellen. Manchen greifen dabei auf die Ausleitung mit der Chlorella-Alge zurück. Denn diese Algenart hat die positive Eigenschaft, bei einer bestimmten Dosierung Schwermetalle an sich zu binden und aus dem Körper zu schleusen. Ein umfassend ausgebildeter Heilpraktiker, der sich eingehend mit der Umweltgifte-Problematik beschäftigt hat, kann bei dir nicht nur eine effiziente Darmreinigung vornehmen und den Darm so von krankmachenden Schlacken befreien, sondern er erstellt dir auch ein individuell zugeschnittenes Ausleitungsprogramm. Sind die Schwermetalle nach einigen Monaten erst einmal entfernt, verschwinden Allergien und andere chronische Krankheiten, laut Dr. Klinghardt, in vielen Fällen ganz oder können zumindest deutlich abgemildert werden.

Die Chlorella-Alge hat neben der Fähigkeit, Quecksilber und andere Schwermetalle auszuleiten auch die Eigenschaft Formaldehyd, diverse Insektizid-Schadstoffe sowie andere Toxine wirksam aus deinem Körper zu entfernen. In der Schulmedizin wird zur Entgiftung die Schwefelverbindung DMPS als hauptsächliches Ausleitungsmittel verwendet.

Wirksame Chlorella-Präparate kannst du inzwischen ganz einfach im Internet bestellen. Somit kannst du eine Entgiftungskur auch auf eigene Faust durchführen und prüfen, ob sich deine Beschwerden nach der Dauer der Anwendung verbessern. Laut Klinghardt brauchst du für eine effektive Ausleitung allerdings teilweise enorme Mengen dieser Alge, weshalb der Gang zu einem spezialisierten Heilpraktiker mit Kenntnissen der Klinghardt'schen Ausleitungsmethode und/ oder anderer Ausleitungsarten sinnvoller ist. Denn dort bekommst du auch eine umfassende Beratung zu weiteren Maßnahmen, die deiner Gesundheit zuträglich sind. Gerade bei gravierenden Symptomen und Erkrankungen sollte sich besser ein erfahrener Spezialist mit der Ausleitung und der anschließenden Darmsanierung befassen.

Neben den Algen gibt es aber auch eine Vielzahl von Heilpflanzen, die von Natur aus eine entgiftende Wirkung haben und die dir bei der Ausleitung von Schadstoffen behilflich sein können. Neben Koriander und Knoblauch sind hier Mariendistel, Brennnessel und Bärlauch zu nennen. All diese Pflanzen haben die günstige Eigenschaft, effektiv gegen Schadstoffe an sich zu binden und aus dem Körper zu befördern. Auch die Homöopathie kennt Mittel für eine Reduktion von Schwermetallen im Körper. Und: Lebensmittel können dich ebenfalls dabei unterstützen, deinen Körper von Umweltgiften zu befreien. So sind beispielsweise die Spurenelemente Selen und Silizium gute Schadstoffentsorger. Selen geht beispielsweise effektiv gegen eine Quecksilber-, Silizium gegen eine Aluminiumbelastung vor. Silizium versteckt sich etwa in Haferflocken, Bohnen und Weizenkleie. Selen findest du vor allem in Fisch, Nüssen und Fleisch.

Probiere es mit diesen Lebensmitteln einfach mal aus, indem du sie häufiger auf den Tisch bringst! Dies sind natürlich nur begleitende Maßnahmen. Wenn du umfassend ausleiten willst, wirst du um einen Umweltgifte-Spezialisten nicht herumkommen.

Damit Schadstoffe aus neu gekaufter Kleidung nicht in deinen Körper gelangen, wasche deine neuen Kleidungsstücke am besten dreimal, bevor du sie trägst! Danach sollten alle Toxine herausgespült sein, so dass sie nicht mehr in deine Haut eindringen können. Besser noch, du achtest auf die Etiketten. Hier steht in vielen Fällen bereits drauf, wenn Textilien schadstofffrei sind. Wenn nichts draufsteht, kannst du davon ausgehen, dass Schadstoffe enthalten sind.

Weiterer Gesundheitstipp: Lass beim Zahnarzt eine professionelle Amalgamentfernung vornehmen! Es gibt inzwischen viele Zahnärzte, die diesen Service anbieten und dich wenigstens von dieser Schadstoffquelle befreien können. Achte bei neuen Füllungen darauf, alternative Stoffe in den Zahn einbringen zu lassen! Last but not least: Gib das Rauchen auf! Um deine Gesundheit auf Dauer zu erhalten oder wiederherzustellen, braucht dein Körper keine zusätzlichen Schadstofflieferanten. Er hat schon ohne den toxischen Glimmstängel genug damit zu tun, all die auf ihn einprasselnden Umweltgifte zu verdauen.

Die Darmsanierung mit Probiotika

Umweltschadstoffe und eine ungesunde Ernährungsweise mit zu vielen säurebildenden, zuckerhaltigen Lebensmitteln und Weißmehlprodukten können dem Darm auf Dauer ganz schön zusetzen. Daher leiden auch immer mehr Menschen an chronischen Verdauungsproblemen. Die Palette reicht von Übelkeit und Blähungen bis hin zu Bauchschmerzen und Durchfällen. Immer häufiger lautet die Diagnose bei Bauchschmerzen Reizdarm oder Unverträglichkeit bestimmter Nahrungsmittel. Dahinter steckt oft eine krankhaft veränderte Darmflora. Das bedeutet, dass das Gleichgewicht der im Darm lebenden Mikroorganismen gestört ist. Die gesundheitsfördernden Bakterienstämme werden weniger, wohingegen krankmachende Mikroorganismen, wie der Pilz Candida albicans, in der Anzahl zunehmen. Dieses Ungleichgewicht führt dazu, dass sich die Darmwand entzündet und porös wird. Das sogenannte Leaky-Gut-Syndrom ist entstanden. In der Folge reagiert das Immunsystem auf die durch die Darmwand austretenden Stoffe mit einer Abwehrreaktion. Allergien und Unverträglichkeiten von Nahrungsmitteln treten auf. Durch die Zufuhr der Allergene, also jener Stoffe, auf die das Immunsystem Antikörper bildet, wird das Immunsystem enorm beansprucht. Daher ist es ratsam, zunächst den kranken Darm zu heilen und so die eigentliche

Ursache von Allergien und anderen chronischen Erkrankungen zu beseitigen.

Am effektivsten ist nach Erkenntnissen moderner Forschung und Praxis eine längerfristige Behandlung mit Probiotika, also mit der Zufuhr jener essenziellen Mikroorganismen, die im kranken Darm zu wenig vorkommen. Dies sind bei vielen Betroffenen neben den verschiedenen Arten der Bifido-Bakterien die Milchsäurebakterien (Laktobazillen). Diese kannst du in Form von Tropfen, Pulver oder Kapseln in der Apotheke, im Internet und teilweise im Bio-Laden (Reformhaus) kaufen. Wenn du diese gesundheitsfördernden Bakterienstämme einige Monate einnimmst, vermehren sich diese wieder in deinem Darm, dein Immunsystem kann sich stabilisieren, die Löcher in der Darmwand können sich schließen, Entzündungen zurückgehen. Das Gleichgewicht der empfindlichen Darmflora ist somit wiederhergestellt, der Darm hat die Chance zu heilen. In der Folge wirst du dann auch weniger anfällig für Allergien, Unverträglichkeiten und andere Krankheiten wie Infekte, da dein Immunsystem – das hauptsächlich im Darm angesiedelt ist – wieder einwandfrei arbeitet.

Viele Naturheilkundler setzen zudem auf die Colon-Hydro-Therapie, eine unterstützende Maßnahme zur Reinigung des Darms mithilfe von Wasser.

Beachte, dass du während deiner probiotischen Kur keinen raffinierten Zucker zu dir nimmst und auf eine basenreiche

Kost mit viel Obst, Gemüse, Nüssen, Samen und Vollkorn-produkten setzt! Meide währenddessen auch Weißmehlpro-dukte und schränke tierische Fette aus Käse, Fleisch und Milchprodukten ein! Streiche auch starke Säurebildner wie Kaffee, Alkohol oder Sprudelwasser während deiner Aufbau-kur von deinem Speiseplan, damit Magen und Darm zur Ruhe kommen und nicht unnötig gereizt werden! Die vielen Ballaststoffe aus den pflanzlichen Lebensmitteln werden deinen Darm bei der Reinigung unterstützen und somit seine Funktionsfähigkeit wieder optimieren!

Es gibt auch Alternativen zu Tropfen, Kapseln oder Pulver mit probiotischen Kulturen. Auch der bekannte Kanne Brottrunk enthält viele probiotische Bakterienstämme, die sich positiv auf deine Darmgesundheit auswirken. Jeden Tag ein großes Glas mit dem vergorenen Getränk wirkt auf Dauer ebenfalls Wunder. Natürlich solltest du den Brottrunk nur wählen, wenn du keine Gluten-Allergie hast, denn Brottrunk wird aus Getreide hergestellt. Für diese Aufbau-Kur brauchst du leider viel Geduld! Erfolge sind nicht sofort spürbar, denn ein kranker Darm lässt sich nicht binnen weniger Tage hei-len. Dies kann Monate, ein halbes oder ein ganzes Jahr dauern. Um diese Therapie zu ergänzen, kannst du dich mit Naturjoghurt, Sauerkraut und anderen natürlichen Lebens-mitteln eindecken, die von Natur aus eine probiotische Wir-kung haben.

Bei stärkeren Beschwerden konsultierst du diesbezüglich am besten einen auf gesunde Ernährung, Allergien und Darmprobleme spezialisierten Heilpraktiker. Er wird dir eine umfassende Therapie ans Herz legen, die körperliche, geistige und emotionale Aspekte mit in den Heilungsprozess mit einbezieht. Doch da eine probiotische Kur vollkommen harmlos ist, kannst du sie bei leichteren Beschwerden oder als präventive Maßnahme auch in Eigenregie durchführen.

Wenn dein Darm nach einiger Zeit in einem besseren gesundheitlichen Zustand ist, wird sich voraussichtlich auch deine Haut bessern. Denn sehr oft hängt ein schlechtes Hautbild mit einem erkrankten Darm zusammen, da Haut und Schleimhäute zusammen ein großes, zusammenhängendes System bilden. Daher ist es sehr wahrscheinlich, dass im Zuge der Genesung dann auch Allergien, Neurodermitis, und Co. verschwinden oder sich zumindest abschwächen.

Mit einer probiotischen Behandlung und basenreichen Ernährungsweise stärkst du deinen gesamten Körper von innen heraus. Nicht nur das System Haut-Schleimhaut regeneriert sich, sondern auch dein Immunsystem, deine kognitive Leistungsfähigkeit sowie dein seelischer Zustand werden davon profitieren.

Aus eigener Betroffenheit kann ich die positive Wirkung von Kanne Brottrunk in Kombination mit einer basenüberschüssigen Ernährungsweise bestätigen. Und zwar gleich zweifach!

Seit meiner Kindheit litt ich schubweise an Neurodermitis. Später kamen allergisch bedingtes Asthma und im Erwachsenenalter Nahrungsmittelunverträglichkeiten dazu. Zudem machten mir Blütenpollen in den schönsten Monaten des Jahres das Leben schwer. Da mir kein Arzt, kein Allergologe wirklich helfen konnte, begab ich mich selbst auf die Suche nach Heilungswegen. Dabei stieß ich auf alternative Heilmethoden, die von vielen Medizinern nach wie vor als Scharlatanerie abgetan werden. Ich suchte Naturheilkundler auf, probierte diverse alternative Therapien aus – von der Bioresonanz bis zur Akupunktur – aber die einzige, die wirklich zum Erfolg führte, war die umfassende Therapie mit probiotischen Kulturen in Kombination mit einer grundlegenden Ernährungsumstellung. Vom Kanne Brottrunk und seinen positiven Eigenschaften erfuhr ich über das Internet, in einschlägigen Neurodermitis-Foren, in denen Patienten von ihrem Erfolg berichteten. Zudem las ich entsprechende Sachbücher zu dem Thema.

Und ich kann sagen, dass die Behandlung ein voller Erfolg war. Nach einigen Monaten der Behandlung mit dem Brottrunk (einem Glas mit 200 Millilitern morgens und einem am Abend) und einer basenüberschüssigen Ernährung, die ohne Zucker und Weißmehlprodukte auskam, wurde ich meine Beschwerden los. Das Asthma ging zurück und trat immer seltener auf. Meine Lebensqualität besserte sich. Endlich konnte ich wieder durch die sommerliche Landschaft radeln, ohne fürchten zu müssen, an plötzlich auftretender Atemnot zu leiden.

Ähnlich verhielt es sich bei meinem Sohn. Schon als Baby bekam er eine starke Neurodermitis am ganzen Körper. Da ich nun dieses Vorwissen hatte, wusste ich, wie ich ihm helfen konnte. Ich führte eine erneute Brottrunk-Kur bei mir durch, da ich gelesen hatte, dass die probiotischen Kulturen durch das Stillen auch auf den Säugling übergehen. Als stillende Mutter stärkst du quasi indirekt die Darmgesundheit deines Kindes. Nach einigen Monaten der Behandlung jedenfalls war seine starke Neurodermitis komplett verschwunden. Seine Haut sah gesund und glatt aus und war nicht mehr so gereizt. Und ich habe bei ihm nicht einmal eine Cortison-Behandlung durchgeführt.

Verzicht auf Allergene entstresst den Organismus

Bei Problemen mit Allergien, allergischem Asthma etc. hat sich neben der probiotischen Kur mit Kanne Brottrunk oder anderen Präparaten auch die Allergen-Karenz bewährt. Das bedeutet, dass du in der Zeit deiner Therapie alle Nahrungsmittel meidest, die dir Probleme bereiten. Dazu musst du natürlich erst einmal herausfinden, welche Stoffe dir Beschwerden bereiten. Ist es Kuhmilch? Oder schlägt dein Körper bei Gluten, Histamin oder Laktose Alarm? Oder eher bei Fruchtzucker? Dies kannst du beim Allergologen diagnostizieren lassen. Mit einem Atem-, Blut- oder Hauttest können Spezialisten heute die unterschiedlichsten Intoleranzen (Unverträglichkeiten) beziehungsweise Allergien ausfindig machen.

Wenn du den oder die Auslöser herausgefunden hast, ist es wichtig, den entsprechenden Stoff oder die entsprechenden Substanzen für einige Monate wegzulassen. Verträgst du beispielsweise kein Gluten, das Klebereiweiß im Getreide, versuche während der mehrmonatigen Aufbau-Therapie auf alle Getreidesorten zu verzichten, die es enthalten. Im Bioladen oder Reformhaus kannst du glutenfreies Brot, glutenfreie Nudeln und so weiter erwerben. Diese Alternativen bestehen aus einem Mix aus Reis, Buchweizen, Sonnenblumenkernen und anderen glutenfreien Getreidearten wie Amaranth, Quinoa etc. Auch in den Supermärkten gibt es inzwischen vermehrt glutenfreie Backmischungen und weitere Angebote.

Führe die probiotische Aufbau-Kur – in dem Fall statt mit Brottrunk – mit Naturjoghurt und Präparaten aus der Apotheke, dem Reformhaus oder dem Internet durch und nehme diese konsequent über mehrere Monate hinweg ein. Der Erfolg wird sich schon bald einstellen und viele der Unverträglichkeiten lassen sich auf die Art beseitigen oder in ihrer Ausprägung zumindest deutlich reduzieren. Nicht alle Intoleranzen lassen sich mit der Aufbaukur heilen. Liegen beim starke Intoleranzen wie gegen Gluten oder Laktose vor, die sich auf körperliche Störungen wie einen Enzymmangel zurückführen lassen, liegt die Ursache nicht in einer gestörten Darmflora und die Aufbaupräparate werden dann natürlich nicht helfen. Bei einer Laktose- oder Glutenintoleranz lassen sich in den Supermärkten mittlerweile aber schon viele tolle und preisgünstige Alternativangebote zu den herkömmlichen Milch- oder Getreideprodukten finden.

Leidest du an Unverträglichkeiten, die durch eine gestörte Darmflora entstanden sind, ist es hilfreich, die problematischen Lebensmittel für eine gewisse Zeit zu meiden, damit sich dein Körper entspannen kann. Denn du darfst nicht vergessen, dass Unverträglichkeiten einen enormen Stress für deinen Körper darstellen. Wenn du es schaffst, auf den oder die belastenden Stoffe zu verzichten, wird es dir auch schon bald besser gehen. Wenn der Darm zur Ruhe kommt, bessern sich auch die Symptome wie Bauchschmerzen, Blähungen oder Durchfall.

In Kombination mit der Zufuhr von Probiotika und einer basisüberschüssigen Ernährungsweise wirkt die Karenztherapie Wunder – aber auch hier ist das konsequente Durchhalten entscheidend für den Behandlungserfolg. Denke während der Karenz daran, dass du dich trotzdem mit allen Nährstoffen versorgst. Wenn du etwa Fruktose meiden musst und daher kein oder nur wenig Obst essen kannst, führe dir deine Vitalstoffe eben über frisches Gemüse zu. Auf die Art verhinderst du, dass ein Vitaminmangel entsteht.

Nach mehreren Monaten, in denen du auf die Allergene verzichtet hast, du eine Darmaufbaukur durchgeführt und dich säurearm ernährt hast, hat sich der Darm wieder soweit regeneriert, dass du wahrscheinlich die einstigen Allergene wieder verträgst. Es sei denn, es handelt sich um eine Form der erwähnten Enzym-assoziierten Intoleranz.

Schöne neue digitale Welt: Elektrosmog –
die unsichtbare Gefahr

Unsere Welt befindet sich im digitalen Zeitalter. Unser Leben wird immer mehr von Laptops, Smartphones und Co. dominiert. Das bringt zwar viele Vorteile mit sich, aber auch Nachteile. Zum Beispiel Elektrosmog. Von allen technischen Geräten geht eine elektromagnetische Strahlung aus, die sich bei andauernder starker Belastung und Intensität negativ auf verschiedene Körperfunktionen auswirkt. So wird etwa durch sehr häufiges und langes Telefonieren per Smartphone insbesondere dein Gehirn beeinträchtigt, in seiner normalen Funktion gestört und gestresst. Die Forschung zu den Auswirkungen von Elektrosmog steckt noch in den Kinderschuhen, es verdichten sich aber Hinweise, dass eine dauerhaft große Belastung zu diversen gesundheitlichen Beeinträchtigungen führen kann. Neben Schwindel, Konzentrationsproblemen und Kopfschmerzen sollen auch Schlafstörungen, Nervosität bis hin zu Krebs durch eine andauernde hohe Strahlung ausgelöst werden können. Als erwiesen und unbestritten gilt mittlerweile, dass häufiges, intensives Mobiltelefonieren auf lange Sicht an der Entstehung von Hirntumoren beteiligt ist. Auch die Weltgesundheitsorganisation hat Mobiltelefone inzwischen in die Liste der Krebs verursachenden Faktoren mit aufgenommen.

Mittlerweile gibt es bereits erste Smartphones, die einen integrierten Schutz vor den schädlichen elektromagnetischen

Wellen besitzen oder die von vornherein strahlungsarm gebaut wurden. Das ist – in Anbetracht der großen Risiken, die Elektrosmog mit sich bringt – ein Schritt in die richtige Richtung.

Hinter dem Begriff Elektrosmog verbirgt sich die Beschreibung einer unsichtbaren Gesundheitsgefahr, die von den elektromagnetischen Feldern unserer technischen Geräte ausgeht. Da die Belastung im Zuge unseres technologischen Fortschritts immer größer wird, da jeder von uns diese Geräte immer intensiver nutzt, wächst auch die reale Gesundheitsgefährdung für uns Menschen.

Bislang ist es uns Menschen noch nicht gelungen, uns in Gänze und allerorten vor Elektrosmog zu schützen. Nur vereinzelt können wir momentan etwas gegen die Belastung unternehmen. Das Problem ist sowohl die elektrische Strahlung im niederfrequenten Bereich bis 10 Kilohertz als auch die im hochfrequenten Bereich ab 10 Kilohertz bis zu 300 Gigahertz. Zur letzteren Kategorie zählen alle Radio- und Fernseh-Signale sowie die Funkstrahlung von Taxis oder der Polizei, aber natürlich auch die des Mobilfunks. Niederfrequente Strahlung hingegen geht von unseren gewöhnlichen Haushaltsgeräten wie Geschirrspülmaschinen und Trocknern sowie von Steckdosen und Kabeln aus.

Zwar gibt es hinsichtlich der Beschwerdebilder noch keine eindeutigen Untersuchungsergebnisse, aber Forscher bringen leichtere Befindlichkeitsstörungen wie chronische

99

Müdigkeit, Schlafstörungen, Konzentrations- und Gedächtnisprobleme, aber auch Kopfschmerzen, Schwindel, Nervosität und Verdauungsprobleme mit Elektrosmog in Verbindung. Doch auch gravierende gesundheitliche Folgen wie DNA-Schäden, Veränderungen am Gehirn und im Blut sowie Hirntumoren werden von den Experten verstärkt beobachtet. Auch kann Elektrosmog zur Unfruchtbarkeit von Mann und Frau sowie zu Fehlentwicklungen bei Embryonen führen. Die negative Wirkung einer dauerhaft erhöhten Strahlungsbelastung ist jedenfalls unbestritten.

Niederfrequente Strahlung kann im Vergleich zur hochfrequenten noch ziemlich leicht abgeschirmt werden, etwa durch Hauswände oder andere natürliche Hindernisse. Bei der hochfrequenten Strahlung, die von Mobilfunkmasten und anderen Funksendeanlagen sowie von Handys ausgeht, gelingt das leider nicht mehr so einfach.

Wie du dich vor Elektrosmog schützen kannst

Dennoch gibt es etwas, das du gegen elektromagnetische Felder tun kannst. So ist es sinnvoll, wenn du elektrische Geräte im Schlafzimmer ganz meidest oder alle Stecker über Nacht ziehst, damit die Belastung gesenkt wird. Radios, Fernsehgeräte, Telefone, elektrische Wecker und Klimaanlagen erzeugen Elektrosmog und müssen nicht im Schlafzimmer stehen. Generell ist es ratsam, Stecker von elektrischen Geräten zu ziehen, die du nicht häufig benutzt. Achte auch immer darauf, dass du elektrische Geräte nach dem Gebrauch vollständig ausschaltest und sie nicht im Standby-Modus lässt! Netzfreischaltungen sorgen für eine entsprechend reduzierte Strahlungsbelastung in Kinder- und Schlafzimmern.

Für den Handykauf empfehlen sich strahlungsarme Geräte von einem SAR-Wert um die 0,1 Watt oder eines Gerätes mit integriertem Elektrosmog-Schutz. Versuche beim Mobiltelefonieren deine Gespräche so kurz wie möglich zu halten und überflüssige Anrufe zu vermeiden! Wenn du das Handy abwechselnd mal an das linke, mal an das rechte Ohr hältst, teilst du die Strahlungsbelastung gleichmäßig auf beide Seiten des Kopfes auf! Beim Versenden von getippten Nachrichten ist die Belastung deutlich geringer als beim Telefonieren. Also versuche diesem Weg in der Kommunikation den Vorzug zu geben! Trage dein Smartphone außerdem nicht direkt am Körper! Inzwischen warnen sogar Behörden vor dem direkten Körperkontakt mit strahlungsintensiven Geräten. Kaufe nur Geräte, deren Basis-Station während der Ruhephase nicht sendet. Bei vielen Produkten lässt sich bereits die Sendeleistung reduzieren und die Strahlungsstärke an den tatsächlichen Bedarf anpassen. Auf die Art kannst du die Belastung minimieren. Zudem hilft es schon weiter, wenn du die Nutzung von Online-Spielen, Internet-TV oder Online-Videos reduzierst. In der Nacht solltest du dein Handy stets ausgeschaltet lassen, auch am Tag, wenn du nicht unbedingt erreichbar sein musst! Denn auch wenn du nicht telefonierst, strahlen gewöhnliche Geräte in regelmäßigen Abständen.

Wichtig: Beim Verbindungsaufbau ist die Strahlungsintensität am höchsten. Achte daher darauf, dass du dabei das Mobiltelefon vom Körper weg hältst! Sinnvoll ist es auch, nicht in geschlossenen Räumen zu telefonieren, da die Belastung dort stark erhöht sein kann. Dazu zählen sowohl die Wohnung oder andere Gebäude als auch Verkehrsmittel wie Auto, Zug, S-Bahn und Bus. Im Auto empfiehlt sich das Telefonieren per Freisprechanlage oder Außenantenne.

Menschen mit psychischen, neurologischen Erkrankungen, besonders empfindliche Personen oder Menschen mit einer generell schwachen Konstitution sollten Handys komplett meiden. Auch Schwangeren und Kindern bis zu 16 Jahren ist von mobilem Telefonieren abzuraten, da sich die Gehirne von Ungeborenen und Kindern generell noch in der Entwicklung befinden und Schaden nehmen können. Die Langzeitfolgen des permanenten Handykonsums der digitalen Generation kann momentan noch niemand wirklich abschätzen. Wir leben quasi in einem Experiment, von dem niemand weiß, wie es gesundheitlich für uns ausgeht. Leider wurden Handys, Laptops und Co. auf den Markt gespült, ohne zuvor die gesundheitlichen Folgen der Belastung durch Elektrosmog in einem derart gravierenden Maße zu bedenken.

Inzwischen kannst du auch professionelle Helfer zu Rate ziehen, die dich zu E-smog-Fragen beraten. Leider ist diese Hilfe natürlich nicht besonders günstig. Inzwischen gibt es gerade für die eigenen vier Wände verschiedene Baumaßnahmen, mit denen du dein Heim elektrosmogsicher machen kannst. Gegen die Strahlungsbelastung von außen wie die von Sendemasten etc. können etwa Bau-Materialien im Boden, an den Fenstern, im Dach und an den Wänden Schutz bieten, so dass die Strahlung nicht mehr in die Wohnung dringt. Es gibt eine Reihe von alternativen, wirksamen Baustoffen, die dämmend wirken, sowohl Lehmputz und Gipsplatten mit abhaltenden Carbonfasern als auch Fenster mit Edelmetallbedampfung. Wenn du bereit bist, in deine Gesundheit zu investieren, stehen dir zahlreiche Möglichkeiten zur Verfügung, dein Zuhause elektrosmogsicher zu machen.

Die (unabhängige) internationale Gesellschaft für Elektrosmog-Forschung (IGEF) informiert auf ihrer Homepage http://www.elektrosmog.com/die-igef ausführlich über das Thema Elektrosmog und gibt auch zahlreiche Tipps, was du in dem Zusammenhang für deinen Schutz tun kannst. Informiere dich dort, wenn du an unspezifischen, ärztlich nicht erklärbaren Symptomen leidest!

Wie Sport und Bewegung deine Gesundheit stärken

Ursachen für die Probleme am Bewegungsapparat

Mediziner beobachten seit Jahren, dass Erkrankungen am Bewegungsapparat immer mehr zunehmen. Schon Jugendliche leiden heute an den typischen Krankheiten und Beschwerden, die durch zu langes Sitzen ausgelöst werden. Dazu zählen neben Bandscheibenvorfällen, Rückenschmerzen und Nackenverspannungen, die häufig mit Kopfschmerzen einhergehen. Diese Leiden zählen zu den Klassikern unter den Gesundheitsproblemen, die bei lang andauernder Tätigkeit im Sitzen und sonstigem Bewegungsmangel auftreten können. Etliche Arbeitnehmer in Deutschland und der westlichen Welt klagen über derlei Beschwerden. Spannungsbedingte Kopfschmerzen, Migräne, Schwindel und Konzentrationsprobleme sind zu wahren Volksleiden avanciert, die die Lebensqualität zum Teil erheblich mindern können.

Woran liegt das? Ein Erklärungsversuch: Durch den rasanten technischen Fortschritt üben immer mehr Menschen ihren Beruf hauptsächlich im Sitzen aus, in sehr vielen Bereichen der Arbeitswelt ist der Computer nicht mehr wegzudenken. Das bedeutet, dass viele von uns acht Stunden oder noch viel mehr pro Tag am Schreibtisch vor dem Bildschirm sitzen. Von seiner Natur her ist der Mensch aber gar nicht für permanentes Sitzen ausgelegt, sondern für fortwährende moderate Bewegung. Diese kommt in unserer modernen Zeit allerdings viel zu kurz. Statt regelmäßig längere Strecken zu gehen und sich auch mal nach verschiedenen Seiten zu drehen, zu beugen oder zu strecken, verharren wir den ganzen Tag in der gleichen Position – sitzend und nach vorn gebeugt!

Natürlich hat diese einseitige Körperhaltung Auswirkungen auf den Gesundheitszustand unseres Stützapparates, auf Bandscheiben und Muskeln sowie auf unser Herz-Kreislauf-System. Denn durch das viele Sitzen kommt es nicht nur zur schlechteren Durchblutung des Körpers und einer herabgesetzten Versorgung mit Sauerstoff, sondern auch zu einer geschwächten Muskulatur, die wiederum diverse Rückenprobleme und Verspannungen begünstigt, die mit Schwindel und Kopfschmerzen einhergehen können. Kurzum: Unser Körper reagiert auf den chronischen Bewegungsmangel und die eintönige, zusammengekauerte Haltung mit kleineren oder größeren Beschwerden.

Und hast du nach deiner Arbeit im Sitzen Feierabend, fällst du vielleicht in dein Auto oder in den Zug und sitzt schon wieder. Wir sitzen bei der nach-Hause-Fahrt, wir sitzen beim Abendbrot und abends beim Fernsehen, Lesen oder Internet-Surfen. Wir sitzen, sitzen, sitzen. Kein Wunder, dass die Erkrankungen am Bewegungsapparat immer mehr zunehmen. Kein Wunder, dass so viele Menschen Verspannungen, Gelenkschäden oder Bandscheibenprobleme haben. Denn durch unzureichende körperliche Betätigung verliert das Muskelgewebe an Schultern und Rücken schnell an Geschmeidigkeit und es kommt zur Bildung harter Knötchen, sogenannter Myogelosen, die sich auch unter der Haut ertasten lassen. Diese verursachen dann die Schmerzen oder andere Beschwerden.

Die Unterforderung vieler Muskelpartien einerseits und die chronische Überlastung anderer Muskelgruppen andererseits führen bei lang andauernder einseitiger Körperhaltung zu einem muskulären Ungleichgewicht im Körper. In der Regel verkürzen sich die Muskeln an der Vorderseite des Körpers, so wie die Brustmuskeln und Bauchmuskeln. Sie werden beim Sitzen einfach nicht gekräftigt und verkümmern. Gleichzeitig reagieren andere Muskelgruppen im Nacken-, Schulter- und Rückenbereich mit Verkrampfungen, weil sie chronisch überbeansprucht und überdehnt werden. Muskeln sind dazu da, den Körper zu stützen und brauchen Training, sonst werden sie schwach und die Belastung muss von den Gelenken, den Bandscheiben und Knochen abgefangen werden. Weil eine kraftvolle Muskulatur heute aber bei sehr vielen Menschen fehlt, sind die typischen Sitzkrankheiten inzwischen so stark verbreitet.

Bei der typischen Bildschirm-Position verfällst du relativ schnell in eine ungesunde, gekrümmte Sitzhaltung, bei der Schultern und Kopf nach vorn fallen und der Rücken gebeugt ist. Diese Körperhaltung belastet vor allem deine Wirbelsäule und die Bandscheiben. Denn der Druck auf diese naturgegebenen Pufferzonen erhöht sich durch eine falsche Haltung enorm. Daher haben viele Menschen auch schon mit den schmerzhaften Bandscheibenvorfällen Bekanntschaft gemacht. Wenn sich zur schlechten Sitzhaltung dann noch länger andauernder Stress gesellt, bleiben Probleme an den Wirbeln und an den Muskeln nicht aus. Denn chronischer Stress verstärkt bei dir den Zustand permanenter Anspannung noch. Deine Muskeln lassen gar nicht mehr locker, werden hart und verkrampfen dauerhaft.

Die Symptome einer verspannten Nacken- und Hinterkopf-Muskulatur reichen von Schmerzen im betroffenen Bereich über Schwindel, Tinnitus, Durchblutungsstörungen, Kopfschmerzen bis hin zu Konzentrationsproblemen. Befinden sich die Verhärtungen in deiner Schulter können die Schmerzen sogar bis in deine Arme ausstrahlen. Oder es kommt zu Taubheitsgefühlen mit unangenehmem Kribbeln. Das rührt daher, dass verfestigtes Muskelgewebe auf deine Blutgefäße drückt und die Durchblutung nicht mehr in vollem Umfang stattfinden kann. Bei derlei Beschwerden solltest du immer einen Facharzt zu Rate ziehen, da es sich in einem solchen Fall auch um einen Bandscheibenvorfall handeln kann – besonders wenn du dazu noch starke Schmerzen hast.

Stehen Verspannungen in der Nacken-Hinterkopfpartie und Kopfschmerzen im Vordergrund, die vom Nacken ausgehend über den Hinterkopf verlaufen, sprechen Ärzte von dem sogenannten Halswirbelsäulensyndrom (HWS). Auch Schwindel und andere Beschwerden werden unter dieser Diagnose zusammengefasst. Das HWS kann entstehen, indem durch Verhärtungen wichtige Blutgefäße im Hals eingeengt werden und dadurch die Sauerstoffversorgung des Gehirns eingeschränkt ist.

Bei muskulär bedingten Rückenbeschwerden wirst du nicht mehr umhin kommen, etwas für die Kräftigung deines Körpers zu tun. Physiotherapie ist ein guter Einstieg, um dauerhaft etwas gegen die schlaffe Muskulatur zu unternehmen. Aber das Training sollte nach dem Therapieende nicht aufhören. Im Gegenteil: Wichtig ist, dass du regelmäßig Kräftigungs-Übungen für deinen Rücken, Bauch, Hals und deine Beine in deinen Alltag integrierst. Lass sie zur abendlichen Routine werden und flechte sie zwei Mal die Woche in deine Freizeit mit ein – auch wenn es dir schwerfällt und du abends lieber die Couch-Potatoe mimen würdest. Bedenke, dass wenn du tagsüber viel sitzt, dein Körper sich am Abend noch nicht ausreichend bewegt hat. Du findest viele Übungen im Internet, die dir zeigen, was deinen Rücken, deine Schultern, deine Hals- und Hinterkopf-Region sowie deinen Bauch stärkt. Du kannst auch nach einem entspannenden Yoga- oder Rückentraining-Kurs Ausschau halten, ein bis zwei

Laufeinheiten oder ein anderes Herz-Kreislauf-Programm deiner Wahl zweimal die Woche absolvieren.

Wenn du deine Rücken- und Nackenmuskulatur auf Dauer geschmeidig halten willst, beachte folgende Tipps zur korrekten Sitzposition: Achte bei der Arbeit am Computer auf eine aufrechte Körperhaltung! Nimm die Schultern zurück und halte den Kopf gerade! Wichtig: Der Bildschirm sollte auf gleicher Höhe wie deine Augen sein, damit dein Kopf sich nicht unnötig hinunterbeugen muss. Zudem stelle die Sitzhöhe so ein, dass deine Unterarme beim Sitzen bequem auf dem Tisch ruhen können! Zwischen Ober- und Unterschenkel sollte ein rechter Winkel bestehen ebenso wie zwischen Ober- und Unterarm. Und: Lass die Füße gerade auf dem Boden ruhen und achte darauf, dass deine Arbeitsgeräte wie Tisch und Stuhl optimal eingestellt sind, so dass du diese aufrechte Sitzposition auch dauerhaft einnehmen kannst. Zwischendurch empfiehlt es sich, aufzustehen und kleine Stretch-Einheiten einzulegen, um verhärtete Muskeln zu lockern. Don't worry! Die Zeiten, in denen sich deine Arbeitskollegen darüber mokierten, gehören längst der Vergangenheit an. Denn es gibt kaum noch jemanden, der nicht schon mal Bekanntschaft mit Rückenproblemen gemacht hat.

Wenn du die Möglichkeit dazu hast, darfst du auch gern mal zeitweise im Stehen arbeiten. Höhenverstellbare Arbeitstische sollten zur Grundausstattung eines jeden zukunftsorientierten Büros gehören, denn die Folgen des vielen Sitzens werden natürlich auch künftige Arbeitnehmer betreffen. Doch auch wenn du einen solchen Tisch nicht zur Verfügung hast, kannst du dir – wenn du die Möglichkeit dazu hast – deinen Laptop schnappen und es mit Hilfe eines Tisches und Stuhls so hoch stellen, dass du vernünftig im Stehen damit arbeiten kannst.

Übrigens: Wenn du viel mit Verspannungen zu kämpfen hast, stelle bitte auch deine Ernährung auf basenreich um! Vollkornprodukte sowie Nüsse, Obst und Gemüse versorgen dich mit allen Nährstoffen, die deine Muskeln zum optimalen Funktionieren brauchen. Sind sie durch zu viele Stoffwechselrückstände (Schlacken) übersäuert, reagieren sie schneller mit Verspannungen. Und: Versuche viel zu trinken! Denn: Auch deine Muskeln benötigen Wasser, um geschmeidig zu bleiben und weniger anfällig für Verkrampfungen zu sein.

Wärme ist ebenfalls ein bewährtes Mittel zur Behandlung von Verspannungen. Schnapp dir eine Wärmflasche oder ein Heizkissen und sorge damit für eine bessere Durchblutung und Entspannung verhärteter Muskelstränge! So unterstützt du sie gezielt darin, wieder weich und geschmeidig zu werden!

Wie regelmäßiger Sport bei klassischen Volkskrankheiten hilft

Natürlich ist Sport nicht nur bei Erkrankungen des Bewegungsapparates eine sinnvolle Therapiemethode, sondern auch bei den anderen Volkskrankheiten wie Diabetes, Allergien, Krebs und Co. Denn die meisten der modernen Zivilisationsleiden beruhen auf chronischen Entzündungen und diese wiederum können durch Sport erheblich reduziert werden. Moderate regelmäßige Bewegung reduziert nicht nur die Entzündungsvorgänge in deinem Körper, sondern sie schützt dich auch vor Arterienverkalkung und der Einlagerung von überflüssigem Fett. Dadurch kannst du das Risiko, eine der typischen Zivilisationskrankheiten zu bekommen, deutlich minimieren.

Am besten ist es natürlich, wenn du präventiv tätig wirst, also bevor du eine chronische Erkrankung entwickelst. Doch auch wenn du bereits ein chronisches Leiden wie eine Allergie entwickelt hast, ist dies keine Ausrede, dich hinter deinem Handicap zu verstecken und dich auf die „faule Haut" zu legen – im Gegenteil! Jetzt solltest du erst recht um deine Gesundheit kämpfen. Hol sie dir zurück! Denn ohne Gesundheit ist alles nichts, Gesundheit ist die Basis für Glück und Zufriedenheit. Sie ist unser höchstes Gut. Schade, dass wir verlernt haben, gesund mit uns umzugehen!

Sport vermag es aber nicht nur Entzündungsvorgänge im Körper zu reduzieren, sondern auch deine körpereigenen

Selbstheilungskräfte zu aktivieren. Durch ihn werden nachweislich auch Glückshormone ausgeschüttet, die bei dir für gute Laune und Ausgeglichenheit sorgen. Zudem stärkst du durch sportliche Betätigung deine Nerven, du wirst widerstandsfähiger, belastbarer und packst Probleme resoluter an. Dazu festigt regelmäßiger Sport deinen Willen, dir fällt es leichter, Entscheidungen zu treffen und Rückschläge zu verkraften – sowohl im beruflichen als auch im privaten Leben. Mithilfe von Sport reduzierst du ferner das schädliche Bauchfett, das das Freisetzen entzündungsfördernder Botenstoffe begünstigt und so Herz-Kreislauf-Erkrankungen, Diabetes, etc. fördert. Studien haben ergeben, dass durch regelmäßigen Sport sogar ein beginnender Diabetes aufgehalten und rückgängig gemacht werden kann. Denn: Wird das schädliche Bauchfett reduziert, benötigt dein Körper weniger Insulin, was eine Entlastung für die Bauchspeicheldrüse bedeutet. Das Organ wird geschont und kann sich wieder erholen. Auch wirkt sich Sport positiv auf den Cholesterin-Spiegel aus, er wird gesenkt, Gefäßablagerungen werden minimiert, das Risiko für einen Herzinfarkt oder Schlaganfall sinkt.

Auch in der Krebstherapie spielt Sport inzwischen eine zentrale Rolle. Ebenso dürfen und sollen auch Asthmatiker Sport treiben, um ihren Gesundheitszustand zu verbessern und mit der chronischen Krankheit besser zurechtzukommen.

Fazit: Überwinde deinen inneren Schweinehund und schnappe dir eine/n gute/n Freund/in und jogge oder walke zwei Mal die Woche. Empfehlenswert ist, wenn du dir dafür einen Park oder eine sonstige Grünfläche in deiner Nähe aussuchst. Denn in dieser beruhigenden Umgebung können sich auch dein Geist und deine Seele entspannen.

Für den Einstieg in ein sportliches Leben solltest du nur kurze Laufeinheiten absolvieren. Denn am Anfang ist ein komplett untrainierter Mensch noch nicht fit und sollte sich daher nicht übernehmen. Optimal für den Kreislauf ist ein Ausdauertraining von 30 Minuten, am besten zweimal die Woche. Je mehr Sport du dann in der Folgezeit machst und je mehr du deine Kondition steigerst, desto mehr Zeit kannst du auch in dein Sportpensum stecken. Aber gemach! Wichtiger als die Dauer des Laufens ist die Regelmäßigkeit. Und dir ist nicht geholfen, wenn du von einem Extrem ins andere gehst. Vielleicht ist es dir ja auch möglich, deinen Arbeitsweg in eine Joggingstrecke oder einen Radweg zu verwandeln – vorausgesetzt, dieser lässt es von der Entfernung her zu. Dabei bekommst du schneller den Kopf frei, sparst Fahrzeiten zum Fitnessstudio und kehrst bereits mit guter Laune nach Hause zurück.

Wenn du Joggen absolut nichts abgewinnen kannst oder du die kalte Jahreszeit scheust, probiere es mit einer anderen Sportart. Schau nach, welche Angebote das Fitnesscenter oder andere private Anbieter in deiner Nähe bereitstellen.

Wie wäre es etwa mit einem Aerobic-, Yoga- oder Tanzkurs? Das wäre für dich perfekt? Na, dann nichts wie hin! Auch beim Volleyball, Fußball, Schwimmen oder einer anderen (Wasser-)Sportart wirst du mit etwas Geduld und Ausdauer rasch Erfolge in Sachen Fitness verzeichnen können. Der Vorteil von Sport in einem Fitnesscenter oder einer anderen Einrichtung ist die Verbindlichkeit, die feste Struktur. Denn Sportkurse finden regelmäßig an festgelegten Terminen statt, die es einzuhalten gilt. Das ermöglicht dir eine gute Planbarkeit und erspart dir die Ausreden, warum du „heute wieder nicht zum Joggen gekommen" bist! An diesen speziellen und festen „Gesundheitsabenden" nimmst du dir nichts anderes vor und tust etwas nur für dich! Wichtig dabei: Suche dir ein Hobby aus, das dir Spaß macht und dich mit Freude erfüllt. Sonst bringt es nichts. Du solltest mit dem Herzen dabei sein. Nicht jeder Mensch eignet sich für jede Sportart! Besonders toll: Sportartangebote, die dich mit anderen Menschen zusammenführen und ein gemeinsames Erlebnis schaffen. Denn positive soziale Kontakte machen uns Menschen nicht nur glücklich, sondern auch stark und gesund.

Wenn du Fitnesscenter nicht magst oder dir der Weg zu weit ist, ist vielleicht das Training zu Zuhause das Richtige für dich. Es gibt inzwischen ein großes Angebot an Sport-Videos, mit denen du ganz entspannt vor dem Fernseher trainieren kannst. Das hat den Vorteil, dass du dein Trainingsprogramm flexibel in deinen Tag einbauen kannst und dich nicht nach festen Zeiten richten musst. Allerdings ist diese Methode nur dann sinnvoll, wenn du bereits Erfahrungen mit Sport und gymnastischen Übungen hast, damit du dir im Selbsttraining keine ernsthaften Verletzungen zuziehst. Wenn du in sportlichen Dingen noch wenig bewandert bist, dann solltest du besser eine professionelle Trainingseinheit im Fitnessstudio oder in einer anderen sportlichen Einrichtung mit einem erfahrenen Trainer besuchen. Auch bietet sich diese flexible Variante nur für jene Gemüter an, die sich auch für eine längere Zeit disziplinieren können, das Sportprogramm zu absolvieren.

Ganz wichtig: Finde auch beim Sport ein gesundes Maß! Wenn du dich zum Sport-Junkie entwickelst und beispielsweise jeden Tag Sport machen willst, fällst du von einem ins andere Extrem und Extreme sind bekanntlich immer ungünstig. Du musst kein Marathon-Läufer oder professioneller Radfahrer werden. Es geht darum, dass du dich moderat und vor allem regelmäßig bewegst. Es geht darum, das Gleichgewicht von Ruhe und Bewegung in deinem Körper zu bewahren oder wiederherzustellen. Das zu schaffen, ist eine große Herausforderung in unserer Technik-dominierten, vom Sitzen geprägten Lebenswelt. Aber wenn du bewusst lebst und an dich denkst, ist es nicht unmöglich.

Tipps gegen Stress und Überforderung

Warum viele Menschen erschöpft sind

Unsere heutige Welt ist schnell. Alles soll am besten sofort erledigt werden. Schnell mal hierhin. Schnell mal dorthin. Das Wort „schnell" hat irgendwann in den letzten Dekaden Einzug in unseren täglichen Sprachwortschatz gehalten. Und schnell ist eng mit einem anderen Wort verbunden, das wir alle kennen: Stress. Stress ist das Modewort unserer Zeit. Wer nicht „im Stress" ist, ist uncool. Nur wer Stress hat, ist bedeutend, ist wichtig. Wir hetzen zur Arbeit, zur Kita, zum Einkaufen, zum Hobby und wieder nach Hause. Immer kommt er mit uns. Der Druck. Der Stress. Den spüren wir dauernd und überall. Warum auch nicht? Schließlich steht noch so viel auf unserer to-do-Liste. Dieser unliebsamen Liste, die gefühlt niemals kürzer wird.

Unser Leben kennt einfach keine Langsamkeit mehr. Wer entspannt ist, macht etwas falsch. Oder? So scheint es doch. Aber niemand kann das hohe Tempo unserer Zeit auf Dauer durchhalten. Niemand ist den immensen Anforderungen im privaten und beruflichen Leben jeden Tag aufs Neue gewachsen, ohne irgendwann einmal die Grätsche zu machen und wie ein Kamel in der Wüste, dem das Wasser ausgegangen ist, nach Luft zu japsen.

Der Stress hinterlässt auf Dauer Spuren in unserem Gemüt und in unserem Körper. Die stark gestiegenen und stetig steigenden Anforderungen des einzelnen im Beruf, in der Beziehung, der Elternschaft und sogar der Freizeit bringen immer mehr Menschen an ihre Leistungsgrenze. Das Arbeitspensum, das etwa moderne Familien zu bewältigen haben – die mit den Ansprüchen des modernen Arbeitsmarktes schritthalten und dem Leistungsdruck von allen Seiten standhalten müssen – ist enorm. Kinder hetzen von Termin zu Termin, Studenten haben den Druck, schnell fertig zu studieren und einen perfekten Lebenslauf vorweisen zu können, der aus unzähligen Praktika und Auslandsaufenthalten besteht. Paare und Singles leben unter Druck, schließlich gibt es auf Arbeit viel zu tun und die potenziell zukünftige Oma fragt dauernd, wann denn das erste Kind endlich kommt. Dabei ist auf Arbeit gerade die Hölle los und die Zeit reicht nicht aus, um alle anfallenden Aufgaben zu erledigen. Wie da noch ein Baby zwischenschieben? Die Angst, durch das Werden einer Familie den Job nicht mehr den Ansprüchen gemäß ausüben zu können, ist verständlich. Und wer schon das Modell „Familie" lebt, weiß, wie schwer Kinder und Beruf miteinander zu vereinen sind. Wie ausgelaugt man sich häufig fühlt. Aber nur Mutter sein? Nein. Das kommt für die emanzipierte Frau von heute natürlich auch nicht in Frage. Zu wichtig ist ihr inzwischen ihre zumindest teilweise erzielte finanzielle Unabhängigkeit. Und zu wenig attraktiv ist auch die Rolle als bloße Hausfrau. Aber den Stress, der durch die Doppelbelastung aus Mutterrolle und Berufstätigkeit entsteht, will eigentlich auch niemand. Jedenfalls beantragen immer mehr Mütter eine Kur und auch stark eingespannte Väter. Und dann ist da natürlich noch der Druck, dass alles gefühlt immer teurer wird – die Lebenshaltungskosten, die Mieten in den Großstädten, die Betriebskosten, die Versicherungen... Zugleich wissen Mütter, die größtenteils in Teilzeit arbeiten, dass ihnen später, wenn sie alt und grau sind und es doof läuft, die Altersarmut droht, da sie nie nennenswerte Beträge in die Rentenkasse eingezahlt haben. Auch dies erzeugt Stress und Panik.

Ein chronisch hoher Stresslevel ist für viele Erkrankungen (mit)verantwortlich und verstärkt leider auch sehr viele Krankheiten und Beschwerden. Denn mit dem dauerhaften Stress kommt noch eine andere Reaktion in Gang. Nämlich die der geringeren Selbstaufmerksamkeit. Wer ständig unter Strom steht, achtet nicht mehr darauf, wie es ihm geht. Wer zu viel zu tun und zu wenig Zeit hat, vergisst sich selbst. Du nimmst dich und deine Bedürfnisse plötzlich nicht mehr so wichtig, stellst sie hinten an. Sport, eine gesunde Ernährungsweise sowie Ruhe und Zeit für schöne Dinge kommen zu kurz. Das gefährdet auf Dauer deine Gesundheit. Aber die ist es wert, sie stets im Blick zu behalten. Denk daran: Dein Körper ist dein Zuhause und umziehen kannst du nicht. Es ist eben keine schäbige Wohnung, die man je nach Lust und Laune wieder verlassen kann. Deshalb gib gut auf dein Zuhause acht – so oft es geht! Hege und pflege es wie ein

Gärtner seine Rosen. Gib ihm alles, was er braucht – deinem Körper samt Geist und Seele. Wenn du dich und deine Bedürfnisse spürst und ernstnimmst – eine Fähigkeit, die wir im hektischen Alltag oft aus den Augen verlieren – wirst du das an deinem Gesundheitszustand erkennen können. Denn nur wenn du deiner Natur gemäß lebst und dich nicht nach allen Seiten verbiegst, kannst du wirklich seelisch und damit auch körperlich gesund sein.

Dabei ist das Stressempfinden und die Stressreaktion zunächst einmal etwas Positives und Natürliches. Denn bei Stress werden ureigene Instinkte wachgerufen, die in früheren Zeiten unser Überleben in der Natur sicherten. Denn: Wenn du eine Situation als stressig empfindest, schüttet dein Körper Stresshormone aus, wodurch im Körper bestimmte Reaktionen ausgelöst werden. So wird etwa dein Herzschlag schneller, deine Atemfrequenz steigt. Auf die Art bereitet sich dein Körper darauf vor, die Flucht zu ergreifen oder sich der Gefahr zu stellen. Früher, als der Mensch noch in und mit der Natur lebte, rettete das Empfinden von Stress ihm unter Umständen sein Leben. Doch heute leben viele Menschen nicht mehr in einem akuten Stresszustand, sondern in einem länger andauernden, chronischen Stresszustand. Das unterscheidet uns von unseren Vorfahren aus grauer Vorzeit. Das bedeutet, dass unser Körper in unserer modernen, anspruchsvollen und reizüberfluteten Welt deutlich häufiger und über eine längere Zeit mit Stresshormonen geflutet wird.

Dadurch besteht die Alarmbereitschaft längerfristig im Körper. Da wir in den seltensten Fällen weglaufen, wenn uns das Wasser bis zum Hals steht, bauen wir unsere Stresshormone nicht adäquat ab. Dadurch führt Dauerstress heute häufig zu permanenter innerer Anspannung, Gereiztheit, erhöhter Aggressionsbereitschaft und Unzufriedenheit. Bleibt der Stresszustand länger bestehen, können sich ernstzunehmende psychische und psychosomatische Symptome entwickeln und festsetzen, das heißt, chronisch werden. So stieg die Zahl der Krankschreibungen im Arbeitsleben wegen psychischer Leiden in den letzten Jahren dramatisch an. Nicht nur Schlaflosigkeit, Depressionen und Ängste können aus einem dauerhaft erhöhten Stresslevel resultieren, sondern auch Verdauungsprobleme, Bluthochdruck, Magengeschwüre bis hin zum Herzinfarkt. Die Palette der stressbedingten Krankheiten ist lang. Daher versuche dem Stress – wo und wann immer es geht – Einhalt zu gebieten. Verhindere, dass er zu übermächtig wird. Denn auf Dauer macht er jeden von uns krank.

**Time to relax: Tipps gegen Perfektionismus und Über-
forderung im Job**

Die Anforderungen im Berufsleben sind in den letzten Jahren
immer mehr gestiegen. Arbeitnehmer sollen immer mehr
Aufgaben in ihrer Arbeitszeit und gern auch Freizeit bewältigen – und das auch noch ohne jeglichen Fehler. Dieser
Anspruch stellt jeden einzelnen von uns unter einen enorm
hohen Erwartungsdruck. Daher ist es kein Wunder, wenn
viele Menschen mit stressbedingten psychosomatischen
Erkrankungen oder psychischen Beeinträchtigungen zu
kämpfen haben. Schlaflosigkeit, Niedergeschlagenheit,
Angststörungen und Leiden, die von zu viel Stress herrüh-
ren, sind inzwischen zu weitverbreiteten Volksleiden geworden.

Doch wie kannst du dem nervtötenden Drang nach Perfektion in der Arbeitswelt und im Privaten besser begegnen? Wie
dich davon wenigstens ein Stück weit freimachen?

Eine Möglichkeit ist, generell deine Ansprüche herunterzu-
schrauben. Es muss nicht immer alles perfekt sein. Wenn du
auf Arbeit nicht von deiner perfektionistischen Ader Abstand
nehmen kannst, versuche es wenigstens im privaten Bereich! Es muss weder das perfekte Menü auf dem Tisch
stehen noch muss dein Kind immer lupenrein gekleidet sein.
Versuche auch hier loszulassen und es nicht immer allen
recht zu machen! Das wichtigste ist, dass du selbst stabil
und heil bleibst und vor lauter Perfektion nicht umkippst.

Frage dich, warum du immer alles perfekt machen willst und ob es womöglich nicht nur dein eigener Anspruch ist, der dich antreibt. Der Schlüssel für ein unperfekteres, aber freieres Leben liegt in deinem Kopf. Wenn du an deiner Einstellung und vielleicht der deiner Familie arbeitest, wird sich einiges bessern. Sorge für ausreichende Ruhepausen und lobe dich für deine tägliche Arbeit einmal selbst! (Wenn es schon kein anderer tut!) Lobe dich dafür, wie viel du für deine Firma tust und wie du dich tagtäglich für sie engagierst! Nur wer hin und wieder auch einmal ein Lob bekommt, ist motiviert, weiterhin Einsatz zu zeigen. Leider ist vielen Unternehmen diese Kultur abhandengekommen.

Versuche deine Arbeit bestmöglich zu machen, aber lasse dich auf Dauer nicht ausbeuten! Sprich bei permanenter Überforderung mit deinem Chef und versuche mit ihm nach Lösungen zu suchen. Ist das Arbeitspensum dauerhaft erhöht, kannst du es nicht allein bewältigen. Wichtig ist in dem Zusammenhang auch das klare Setzen von Prioritäten. Was muss als erstes erledigt werden? Welche Dinge können warten? Welche kannst du delegieren beziehungsweise outsourcen? Wenn du nicht alles in der Arbeitszeit schaffst, gibt es Möglichkeiten Arbeit mit nach Hause zu nehmen und hin und wieder in den Abendstunden zu arbeiten? Pass aber auf, dass du nicht zum Sklaven deiner Firma wirst! Bezahlung, Verantwortung und reale Arbeitszeit sollten in einem realistischen Verhältnis zueinander stehen.

Vieles lässt sich zeitweise aushalten, aber niemand hält ein zu hohes Arbeitspensum auf Dauer aus. Niemand! Dann musst du Alarm schlagen, so dass dir eine Hilfe zur Seite gestellt wird. Bei den hohen Anforderungen im heutigen Berufsleben und der entsprechenden Arbeitsgeschwindigkeit passieren natürlich zwangsläufig auch Fehler. Das ist der Horror für jeden Perfektionisten, ist aber nun einmal menschlich. Jedem passieren sie und du kannst tun, was du willst. Sie sind einfach nicht zu vermeiden. Versuche Fehler zu akzeptieren, auch sie haben ihre Daseinsberechtigung. Wir sind alle nur Menschen und keine Roboter (die im Übrigen auch mal fehlgesteuert sind!). Wenn die Abgabefristen für ein Projekt illusorisch sind, bitte beim Auftraggeber um Aufschub oder versuche bei der Qualität Abstriche zu machen. Wer schneller als Speedy Gonzales arbeiten soll, kann nun mal nicht fortwährend Top-Leistungen erbringen.

Und was kannst du konkret tun, wenn die Lawine des Stresses über dich rollt und dich unter sich begräbt? Wie kannst du zu mehr Ruhe in der Hektik finden? Wie deine Akkus wieder aufladen?

Die bereits erwähnte Kur oder ein Sabbatical ist natürlich eine tolle Möglichkeit, wenn bei dir gar nichts mehr geht und du definitiv eine Auszeit vom Berufsleben brauchst. Oft hilft der Blick von außen auf dein Leben, um Dinge zu ändern, die dich zu sehr belasten. Da ist es hilfreich, einmal für sich und an einem anderen Ort zu sein. So kannst du mit einem ausgeruhten, frischen Blick auf deine Lebenssituation schauen und erkennst, was vielleicht nicht so rund läuft und was sich prima anfühlt.

Ein weiteres Problem in unserer Business-Welt: die permanente Erreichbarkeit. Sei auch hier konsequent und schalte nach Dienstschluss oder zu einer von dir fest vereinbarten Zeit dein Handy aus, sodass du auch einen Feierabend hast. Irgendwann musst du ja deinen Akku wieder aufladen. Irgendwann braucht auch die emsigste Biene mal eine Pause. Guter Rat an alle Perfektionisten da draußen: Leg deine „Ich-möchte-allen-alles-Recht-machen-Haltung" ab. Damit kommst du in der heutigen Welt nicht mehr weiter. Du kannst nicht an allen Fronten Perfektion an den Tag legen. Du kannst sie höchstens punktuell dosieren. Lerne, dich und deine Leistung realistisch einzuschätzen und erkenne deine Grenzen an. Ein wohl dosierter, zielgerichteter Perfektionismus ist das Gebot der Stunde. Und lerne da loszulassen, wo Perfektionismus nicht unbedingt nottut.

Tipp für die hyperperfekte Mutter von heute: Schraube deine Anforderungen auch in der Erziehungsarbeit und in der Kinderbetreuung herunter! Auch hier darf es mal unperfekt zugehen. Es muss weder die selbstgebastelte Schultüte noch der perfekt durchgeplante Kindergeburtstag sein. Kinder lieben ihre Eltern auch ohne dies alles und wenn du nicht alles selber häkelst, strickst oder backst, macht das noch lange keine schlechte Mutter aus dir. Wichtig ist, dass du für deine Kids da bist und ihnen den Weg in ein selbstbestimmtes Leben ebnest. Am meisten haben sie von dir, wenn es dir gut geht, du gesund bist und sie versorgen kannst. Was nützt aller Förderwahn, wenn du bei dem ganzen Stress auf der Strecke bleibst?

Versuche bei all der vielen Arbeit das Glück nicht aus den Augen zu verlieren. Buddha sagte einst: „Lerne loszulassen, es ist der Schlüssel zum Glück." Nimm die Dinge hin, die du im Moment nicht ändern kannst, übe dich in Gelassenheit. Nur weil deine Träume vielleicht noch nicht Realität geworden sind, heißt es ja nicht, dass sie sich nie erfüllen werden. Je mehr du dem Glück hinterherläufst, desto mehr verbirgt es sich vor dir. Kommt Zeit, kommt Traum. Es ist eben dieser unbedingte Wille zur Perfektion und das Streben danach, der uns unglücklich macht. Aller Voraussicht nach wird sich der perfekte Zustand sowieso nicht einstellen, weil er ins Märchenreich gehört und mit der Realität wenig zu tun hat. Weil: Irgendwas ist immer. Und wenn du dein Ziel erreicht hast, jagst du schon wieder dem nächsten hinterher. So ist der Mensch! Also wozu das alles? Versuche stattdessen dich an den kleinen Dingen des täglichen Lebens zu erfreuen und schätze das, was du hast, statt den Dingen hinterher zu trauern, die in deinem Leben fehlen! Unglaublich, aber wahr: Tatsächlich konnte eine Studie belegen, dass dankbare Menschen glücklicher in ihrem Leben sind als jene, die viel mit sich und ihrem Schicksal hadern. Kleiner Glückstipp:

Schreibe dir jeden Abend drei Dinge auf, die an deinem Tag schön waren. Auch kleine Sachen gehören dazu. Auf Dauer kannst du so Optimismus trainieren. Die positive Sichtweise manifestiert sich irgendwann in deinem Geist und dann bist du deinem optimistischeren neuen Ich schon viel näher gekommen.

Auch die Frage nach der Zufriedenheit im Job solltest du dir stellen. Hast du noch genügend Motivation und Leidenschaft für die Tätigkeit? Wenn du das Gefühl hast, nur noch der Sklave deiner Firma zu sein und den Job nur noch um des Broterwerbs willen ausübst, solltest du vielleicht mal nach einer anderen Stelle suchen, die für mehr Erfüllung in deinem Leben sorgt! Wenn das Stundenpensum für dich als Mutter zu hoch ist, um alles drumherum auf die Reihe zu bekommen, frag deinen Chef, ob du beruflich kürzer treten kannst.

So verbesserst du deinen Schlaf

Ein Sprichwort besagt: Schlafen ist die beste Medizin. Dieser Spruch offenbart eine uralte Erkenntnis. Schon lange wissen die Menschen um die große Bedeutung des guten Schlafes. Denn im Schlaf regeneriert sich dein Körper, baut neue Zellen auf, entgiftet und verarbeitet Erlebnisse des Tages. Um diese essenzielle Ruhezeit nicht zu unterbrechen, solltest du darauf achten, ausreichend zu schlafen! Jeder Mensch hat ein anderes Schlafbedürfnis. Optimal sind acht Stunden pro Nacht, wobei der Schlaf vor 24 Uhr am erholsamsten ist. Wenn du mit weniger Schlaf zurechtkommst, dich aber dennoch gut ausgeruht fühlst, ist das auch in Ordnung. Bei den meisten Menschen ist das nach acht, bei anderen nach sieben Stunden Schlaf der Fall. Fühlst du dich ausgeschlafen, bist du gut gerüstet für einen anspruchsvollen Tag auf Arbeit, an der (Hoch-)Schule oder im Umgang mit deinen Kindern. Du hast dann die notwendigen Nerven, um die Herausforderungen im Alltag gut zu meistern.

Wenn du Probleme mit dem Einschlafen hast, versuche eine Entspannungstechnik zu erlernen, die dir dabei hilft, abzuschalten und die Probleme nicht im Schlaf zu wälzen! Dies gilt natürlich auch bei Durchschlafstörungen. Entspannungsübungen und -meditationen lassen sich leicht erlernen und bringen dir rasch Erfolge.

Leider haben immer mehr Menschen Probleme mit dem Schlaf, leiden an Ein- und Durchschlafstörungen. Die Gedanken an die Arbeit oder private Probleme beschäftigen immer mehr Menschen auch während der Nacht. Neben emotionalen Problemen können aber auch körperliche Erkrankungen hinter den Schlafstörungen stecken. Wichtig ist, dass du bei längerfristigen Schlafproblemen einen Arzt aufsuchst, damit die Ursache dafür gefunden wird!

Bei zermürbenden Problemen kannst du dir bei guten Freunden, deinem/er Partner/in oder einem guten Psychologen Hilfe holen. Es geht darum, Lösungen für das entsprechende Problem zu finden, um so die Schlafprobleme in den Griff zu bekommen. Oft helfen Gespräche mit anderen Menschen, um neue Handlungsalternativen aufgezeigt zu bekommen. Denn Außenstehende haben eine andere Perspektive auf dein Problem, sind emotional nicht so verstrickt und können dir daher weiterhelfen.

Achte auch darauf, vor dem Zubettgehen nicht mehr schwer zu essen oder viel Alkohol oder Bier zu trinken! Schweres Essen muss verdaut werden, weshalb der Körper nicht vollends zur Ruhe kommen kann. Ähnlich verhält es sich mit den Entspannungsbierchen am Abend. Wer abends gern mehrere Biere trinkt, muss die Flüssigkeit irgendwann wieder ausscheiden. Das passiert natürlich während der Nacht. Und wer einmal hoch muss, der hat ein höheres Risiko, nicht sofort wieder einschlafen zu können.

Gewöhne dir wenn möglich auch einen festen Schlaf-Wachrhythmus an! Dein Körper stellt sich darauf ein, immer um die gleiche Zeit schlafen zu gehen und wird dann, wenn es Zeit ist, von selbst müde. Auch wichtig: Mediale Berieselung kann den Schlaf hinauszögern, da das Gehirn überreizt ist. Also stundenlanges Fernsehen oder Spiele-am-Computer-spielen können dir ebenfalls den Schlaf rauben. Vor allem, wenn es inhaltlich schwere Kost zu verdauen gibt. Wenn dir das Einschlafen schwerfällt, hilft es dir vielleicht, vor dem Schlafengehen ein Entspannungsbad zu nehmen. Mit den richtigen Badeessenzen aus beruhigenden Kräutern wie Lavendel, Baldrian oder Melisse kommt dein Körper schneller zur Ruhe. Für Grübler bietet sich zusätzlich eine leichte Lektüre an, die nichts mit den privaten Problemen zu tun hat, sondern die Gedanken in eine andere Richtung lenkt.

Besser als die passive Couch-Potatoe zu mimen, ist es in jedem Fall auch, wenn du abends noch eine kurze Runde draußen gehst. Um dein Betriebssystem herunterzufahren, eignet sich ein Spaziergang im Grünen perfekt. Damit auch dein Geist zur Ruhe kommt, bietet sich ein Park, ein Waldstück oder eine sonstige ruhige Gegend an. Forscher fanden heraus, dass allein die Farbe Grün schon ausreicht, um uns Menschen zu entspannen. Siehst du also Bäume, schüttet dein Körper Glückshormone aus, die dich friedlich stimmen und zur Ruhe kommen lassen. Wichtig: Schalte dabei bewusst das Gedankenkarussell aus und nimm die Dinge wahr, die vor deinen Augen ablaufen! Konzentriere dich auf die schönen Dinge des Lebens! Das wird dir Kraft geben.

Auch wer den Tag über zu viel Kaffee oder Energydrinks trinkt, läuft Gefahr, schlechter zu schlafen. Ähnlich verhält es sich mit Alkohol. Diese Getränke pushen dich, belasten deinen Körper und behindern so das Einschlafen. Also, am besten nur in geringem Maße konsumieren und nach 17 Uhr gar nicht mehr!

Bevor du zu Schlaftabletten greifst, bedenke, dass diese schnell abhängig machen und sie nur kurzzeitig genutzt werden sollten! Für chronische Schlafprobleme sind sie hingegen nicht geeignet. Dann begib dich lieber auf Ursachenforschung und finde heraus, was genau dich wachhält! Du kannst dir hierbei Hilfe bei einem mit Schlafstörungen vertrauten, ganzheitlich arbeitenden Heilpraktiker oder einem Hypnotherapeuten suchen. Für den Hausgebrauch eignen sich Tees oder Kapseln mit Baldrian, Hopfen, Melisse und Co. Diese Kräuter wirken beruhigend auf Körper, Geist und Seele und helfen dir beim Einschlafen.

Wichtig: Auch sportliche Höchstleistungen am späten Abend wirken sich nicht gut auf die nächtliche Ruhe aus. Denn dann ist der Körper gepusht, wach und schüttet statt des notwendigen Schlafhormons Wachbotenstoffe aus, die dich am Herunterfahren hindern. Besonders gut geeignet, um besser einzuschlummern, sind auch leicht verdauliche Bücher, Hörspiele oder Musik-CD's. Eine schöne Geschichte, angenehme Musik oder eine entsprechende Meditations-CD wirken Wunder und helfen dir, den Off-Button zu finden. Wenn du damit Erfahrung hast, kannst du auch selbst meditieren und mithilfe von beruhigenden Visualisierungen und Autosuggestionen in die körperliche, seelische und geistige Entspannung kommen.

Wie du wieder du selbst wirst – Mit Yoga, Chi Gong & Co. zurück zum inneren Gleichgewicht

Stress, Hektik, volle Terminkalender. Unsere moderne Zeit verlangt uns allen viel ab. Unsere Arbeitsproduktivität hat sich in den letzten 20 Jahren immer mehr erhöht. Das bedeutet, dass das Pensum, was ein einzelner Arbeitnehmer bewältigen muss, immer mehr gestiegen ist. Natürlich bringt eine solche Entwicklung neben wirtschaftlichem Wohlstand auch Probleme mit sich. Wir zahlen für unseren Wohlstand einen hohen Preis: den unserer Gesundheit. Laut Ärzteblatt fühlen sich 61 Prozent der Deutschen zumindest zeitweise gestresst. Die Fehlzeiten aufgrund der Belastungen am Arbeitsplatz nahmen in den letzten 15 Jahren um 90 Prozent zu. Hauptsächlich lassen sich Menschen wegen erschöpfungsbedingter Symptome krankschreiben. Kein Wunder, die moderne Arbeitswelt sieht vielerorts so aus, dass permanent das Telefon rappelt, die Arbeit auf dem Tisch scheinbar nicht weniger wird und man schnell noch dies und das erledigen soll. Und Fehler dürfen auch nicht gemacht werden. Andauernd zerrt etwas oder jemand im Alltag an dir. An deinen Nerven. An deiner Kraft. Doch es gibt Wege aus dem Hamsterrad, aus der Stress- und Erschöpfungsfalle, die sich auch hierzulande zunehmender Beliebtheit erfreuen.

In Asien sind diverse Entspannungstechniken schon seit Jahrhunderten bekannt und nehmen inzwischen längst den Status einer Volkssportart an. Yoga beispielsweise stammt aus Indien, Qi Gong und Tai Chi aus China. Alle drei fernöstlichen Heilkünste sind super geeignet, wenn du effektive und nachhaltige Wege zum Stressabbau suchst. Allen gemeinsam ist, dass du mit meditativen Bewegungsfolgen zu einem Zustand ganzheitlicher Entspannung findest. Dabei spielt das Stärken der Muskulatur zum Aufbau eines muskulären Gleichgewichts eine große Rolle. Denn die Körperstatik funktioniert nur dann einwandfrei, wenn alle vorhandenen Muskeln ausreichend gekräftigt sind. Auch die optimale Durchblutung ist nur dann gewährleistet, wenn ein muskuläres Gleichgewicht im ganzen Körper besteht.

Neben dem Körper sollen dabei auch der Geist und die Seele in einen ausgewogenen Zustand versetzt werden. Dies geschieht in der Bewegung mithilfe der Atmung. Beim Yoga, Tai Chi oder Chi Gong wird die Atmung bewusst eingesetzt, um Stress abzubauen und jede Zelle mit stärkendem Sauerstoff zu versorgen. Gleichzeitig führt die geistige Fokussierung auf die Übungen und die Bewegungen selbst zu einer effektiven Entspannung. Wenn du diese Heilweisen regelmäßig praktizierst, gelangst du bereits mit ein wenig Übung in einen tiefen Zustand der körperlichen, seelischen und geistigen Entspannung. Durch positive Visualisierungen wird das Entspannungsgefühl noch zusätzlich gefördert.

Integrierst du eine dieser alten Heilweisen regelmäßig in dein Leben wirst du eine bisher kaum gekannte innere Stärke erfahren. Du entwickelst einen klareren Blick für Dinge, die dir im Leben wichtig sind, erkennst deine Ziele und Wünsche deutlicher und erreichst sie daher auch schneller. Du erlangst mit diesen Übungen eine innere Gelassenheit und gehst mit Problemen positiver um. Sogar chronische Erkrankungen lassen sich mit diesen Entspannungstechniken weitaus besser ertragen, als wenn du sie nicht praktizierst. So kräftigst du mit Yoga, Chi Gong & Co. also nicht nur deinen Körper, sondern auch deinen Geist und deine Seele. Im gleichen Maße wie deine körperliche Power zunimmt, vergrößert sich auch deine emotionale Widerstandsfähigkeit sowie deine Willenskraft.

Es ist daher sehr sinnvoll, wenn du neben einer westlichen Sportart eine der fernöstlichen Heilmethoden erlernst. Denn diese gehen weit über den bloßen Sport hinaus. Sie stärken dich auf allen Ebenen – auf der geistigen, seelischen und körperlichen Ebene. Dabei haben Yoga, Tai Chi oder Chi Gong nichts mit Esoterik zu tun, sondern sind schlaue und bewährte Strategien zur Bewältigung des modernen, oft stressigen Alltags. Informiere dich doch einmal in deiner Stadt über entsprechende Angebote! Yoga gibt es inzwischen in jeder kleineren und größeren Stadt. Tai Chi oder Chi Gong sind etwas weniger bekannt, werden in Großstädten aber vielerorts angeboten, unter anderem in Fitnessstudios.

Im Gegensatz zu den chinesischen Heilweisen weist das autogene Training hierzulande schon einen größeren Bekanntheitsgrad auf. Im Unterschied zu den Meditationen in Bewegung findet diese Entspannungstechnik im Liegen statt. Denn es geht um das Üben des Loslassens – körperlich und geistig. Auf körperlicher Ebene lernst du dabei, den Unterschied zu spüren zwischen angespannter und entspannter Muskulatur. Mithilfe von Suggestivsätzen wie „Mein rechter Arm wird schwer" veranlasst der Kursleiter oder die Kursleiterin dich, nach und nach alle Muskeln deines Körpers bewusst zu lockern und deinen Geist zur Ruhe zu bringen. Da hier keine besonderen Bewegungsabläufe einstudiert werden müssen, wirst du bei diesem Verfahren schnelle Erfolge erzielen können – gerade bei Schlafproblemen und nervösen Unruhezuständen. Nach kurzer Zeit schon brauchst du keinen Lehrer mehr, sondern kannst die Suggestionen auch zu dir selbst sprechen oder sie auf CD, die du im Handel oder Internet erwerben kannst, hören.

Dieses Entspannungstraining richtet sich besonders an Mütter, Väter, zappelige Kinder, aber auch an Selbstständige und alle anderen Berufstätigen, die sich auf Arbeit aufreiben und das Gefühl haben, die Mitte beziehungsweise die Ruhe verloren zu haben oder dabei sind sie zu verlieren.

Entwickelt wurde dieses Verfahren übrigens von dem Berliner Psychiater Johannes Schultz im Jahre 1926. Er setzte es mit Erfolg bei seinen Patienten ein. Inzwischen hat es sich auch in unserer modernen Welt als anerkannte Heilmethode durchgesetzt. In der Therapie werden mit diesem Verfahren auch Ängste abgebaut, indem der Patient lernt, mit zielgerichteten Suggestionen sein eigenes Verhalten zu beeinflussen. „Ich bleibe bei meinem Vortrag ruhig und gelassen" kann ein Satz etwa für einen Rede-Phobiker lauten. Zudem wird hier das Unterbewusstsein des Patienten in die Behandlung mit einbezogen, um ihm neue, günstigere Verhaltensweisen aufzuzeigen.

Sowohl das autogene Training als auch die asiatischen Heilweisen eignen sich zur Behandlung stressbedingter Erkrankungen und Störungen wie Schlaf- und Konzentrationsproblemen, Unruhezuständen, Ängsten, Burnout oder Depression. Aber auch bei körperlichen Leiden oder bei völliger Gesundheit wirken diese Entspannungstechniken Wunder und verhelfen dir zu mehr Lebensfreude Energie und Gelassenheit. Bei regelmäßigem Training können viele der stressbedingten Symptome wie von selbst verschwinden, da diese Form der Entspannung die Selbstheilungskräfte aktiviert und Körper, Geist und Seele wieder in Balance bringt.

Was kannst du noch für eine gute Life-Work-Balance tun?

Neben Sport und Entspannungstechniken gibt es natürlich noch viele andere Aktivitäten, die dich den alltäglichen Stress vergessen lassen können. Wie wäre es als Großstädter/in zum Beispiel mit erholsamen Wochenendausflügen ins grüne Umland? Gerade Metropolisten und Metropolistinnen haben den Großstadtdschungel oft satt, der vielerorts leider alles andere als grün ist. Sobald das Wetter es zulässt, packe deine wichtigsten Sachen zusammen und mache einen Ausflug zusammen mit deinem/er Partner/in, Freunden oder/und deiner Familie! Lass dir den frischen Wind um die Nase wehen und gehe auf Entdeckungstour! Welche Seen gibt es in deiner Nähe? Welchen Wanderweg kennst du noch nicht? Gibt es irgendwo ein schönes Örtchen oder ein spektakuläres Schloss zu bewundern? Wichtig für stressgeplagte Individuen: Inseln des Glücks in dein Leben einbauen! Glück verheißende Auszeiten sollten regelmäßig auf deinem Terminkalender stehen! Schnappe dir ein Fahrrad und erkunde neue, interessante Gegenden, die zum Ausspannen einladen.

Auch Kuschelabende mit dem/der Partner/in gehören zu einer ausgewogenen Life-Work-Balance dazu und tragen entscheidend zu deinem Glück bei. Wenn du keinen Schatz an deiner Seite hast, kannst du auch mit Freunden gemütliche Auszeiten teilen. Auch mit ihnen kannst du lachen, schöne Dinge unternehmen und Kraft tanken. Wie wäre es mit einem Wellnesstempel? Oder was hältst du von Ausgehen? In eine Bar, einen Club oder ein Restaurant? Wann hast du das letzte Mal alte Freunde eingeladen? Der Sommer ist prädestiniert dazu, zwischenmenschlich verstärkt in Kontakt zu sein, aber natürlich musst du dich auch nicht im Winter in deiner Höhle verstecken. Wenn du häufig umziehst, bieten Sportclubs oder die Arbeit gute Gelegenheiten neue Kontakte zu knüpfen und der Einsamkeit zu entfliehen. Wenn du Kinder hast, kommt man über diese mit anderen Eltern in Kontakt. Wichtig: Verkrieche dich nicht in einem Schneckenhaus! Gehe auf neue Menschen zu und suche Gelegenheiten, dich mit anderen auszutauschen! Wir Menschen sind soziale Wesen. Wir brauchen den Kontakt miteinander. Wir müssen miteinander reden, lachen und schöne Dinge teilen.

Besonders prima entspannen Kino-, Theater- oder Kabarettabende, in denen aller Stress von dir abfällt und du die Leichtigkeit des Seins wiederentdeckst. Lachen ist sowieso bekanntlich die beste Medizin. Da ist viel dran, schließlich entspannt es und macht glücklich. Zudem stärkt es zugleich dein Immunsystem und hält dir lästige Infekte vom Hals. Also suche dir einen lustigen Film oder eine andere angenehme Art der Abendbeschäftigung aus und genieße mit einer dir lieben Person öfter auch mal die schönen Seiten des Lebens!

Viele Psychologen und andere Glücksexperten haben die Heilkraft des Lachens wiederentdeckt und beziehen es aktiv in ihre Therapie mit ein. Warum auch nicht? Schließlich heißt es schon im Volksmund, dass Lachen gesund ist. In der Tat befreist du deinen Körper beim Lachen von aufgestauten negativen Empfindungen wie Wut, Sorge und Ärger. Zudem werden etliche Muskeln beim fröhlichen Durchschütteln deines Körpers gelockert und die Organe ordentlich massiert, was unter anderem auch die Verdauung fördert. Und natürlich schüttet dein Körper auch die nützlichen Glückshormone aus, die deinem Wohlbefinden sehr guttun. Am besten ist es, wenn du bei großem Stress lachst. Denn damit hemmst du nicht nur das Stresshormon Cortisol, was dich entspannter werden lässt, sondern förderst die tiefe Atmung und senkst nebenbei noch deinen Cholesterinspiegel. Interessant: Beim Lachen verbessert sich die Durchblutung deiner Haut, was deine natürliche Schönheit noch unterstreicht. Sogar Schmerzen lassen sich mit Lachen leichter ertragen oder verschwinden plötzlich ganz.

Versuche es einmal: Wenn du es schaffst, eine Minute lang zu lachen, erzielst du denselben Entspannungseffekt wie nach einem 45-minütigen Entspannungstraining. Wissenschaftler fanden heraus, dass Kinder noch rund 400 Mal am Tag, Erwachsene nur noch rund 15 Mal am Tag lachen. Wir, die Großen, können von unserem Nachwuchs also noch etwas in Sachen Glücklich-sein lernen.

Wenn es dir schwerfällt, von Natur aus viel zu lachen, gibt es kleine Tricks, um deinen Körper entweder zum Lachen zu bekommen oder es ihm vorzutäuschen. Psychologen haben Versuchspersonen einen Bleistift zwischen die Zähne gesteckt und konnten feststellen, dass sich durch das erzwungene Lächeln die Stimmung der Probanden deutlich besserte. Zudem fanden sie heraus, dass das Aussprechen des Vokals E zu einer verbesserten Laune führte, da dieser Buchstabe auf unser Gesicht ein Lächeln erzeugt. Inzwischen werden sogar schon Lachseminare angeboten, die dieses Heilwissen für ihre Zwecke nutzen. Auch das Lach-Yoga wird hierzulande immer bekannter.

Wenn du mit diesen erzwungenen Maßnahmen, die dich zum Lachen animieren sollen, nicht zurechtkommst, sorge auf natürlichem Weg dafür, dass du dich mehrmals täglich ausgiebig freust! Positive Stimmung kommt auch bei einem Telefonat mit deiner besten Freundin/ deinem besten Freund auf. Alte Erinnerungen, ein gemeinsamer Humor und eine ähnliche Weltanschauung schaffen die perfekte Basis für einen vertrauten Abend. Hast du deine/n besten Freund/beste Freundin vor Ort, dann verabrede dich mal wieder mit ihm/ ihr und unternehmt etwas gemeinsam!

Wer in der Familie stark eingespannt ist, sollte zuweilen die Großeltern mit ins Boot holen, damit Mama und Papa auch mal einen schönen Abend zu zweit genießen können. Wenn diese woanders wohnen, musst du dir hin und wieder einen

Babysitter nehmen, um das Glück der trauten Zweisamkeit wenigstens hin und wieder genießen zu können!

Wichtig für Familien: Die Aufgaben, die zu erledigen sind, dürfen nicht auf nur einer Person lasten. Kinder dürfen beim Aufräumen gern mit anpacken, größere Kids können auch mal den (kleineren) Einkauf managen. Hausarbeit sollte nach Möglichkeit in der Familie aufgeteilt werden. Auch eine Haushaltshilfe oder Großeltern können arbeitende Eltern entlasten – vorausgesetzt natürlich, sie leben vor Ort. Vergiss eines vor lauter Stress nicht: zu leben! Zu Genießen und dir auch mal etwas Gutes zu tun. Dir eine Freude zu machen. Mal abzuschalten.

Wenn du Kinder hast, genieße neben all dem Stress, hin und wieder die Leichtigkeit des Lebens. Lass dich von der kindlichen Neugier anstecken, von ihrer Lebensfreude, ihrer Spontanität und ihrem Entdeckergeist! Tobe mit ihnen herum, spiele mit ihnen Verstecken oder Fangen und werde selbst wieder zum Kind. Denke nicht daran, was dann wohl die Nachbarn denken. Ist schnurzegal! Hauptsache, du lebst und bist glücklich. Das ist alles, was zählt. Denn das Leben ist zu kurz, um es an dir vorbeiziehen zu lassen. Und: Es kann jederzeit vorbei sein. Alles was dir Spaß und Freude macht, ist darin herzlich willkommen. Nur indem du die Freuden des Lebens begierig aufsaugst, bekommst du die nötige Kraft, die du für deinen anstrengenden Arbeitsalltag brauchst.

Perfekt zum Herunterkommen sind auch Besuche in einer Sauna oder Therme, wo du schlechte angestaute Energie abladen und dich mit neuer positiver Kraft aufladen kannst. Wünsche dir zum Geburtstag oder zu Weihnachten einen Wellness-Gutschein, lass dir Zeit schenken. Zeit, die du für dich hast, in der du dich etwa von einer Massage verwöhnen lässt oder dich an anderen Wellness-Angeboten erfreust!

Fazit: Kümmere dich bewusst und aktiv um dich selbst! Nur so bleibst du gesund und bei Kräften. Unternimm täglich etwas, das dir persönlich guttut – und sei es auch nur für eine Stunde oder wenige Minuten am Tag! Versuche auch wann immer es geht deinen Alltag gezielt zu entschleunigen.

Der große Knall: Wenn nichts mehr geht, hilft dir eine Kur

Wenn du das Gefühl hast, dass du in deinem Hamsterrad nicht mehr weiterlaufen kannst, beantrage eine Kur! Bei Erschöpfung, Schlafstörungen, chronischen Bauch- oder Kopfschmerzen, Leistungsschwäche und anderen psychosomatischen Symptomen ist es empfehlenswert, bei deiner zuständigen Krankenkasse einen entsprechenden Antrag zu stellen. Dies geht inzwischen sogar per Online-Formular. Einen Rechtsanspruch auf eine Kur haben mittlerweile alle Mütter und Väter, die kleine und große Kinder betreuen. Denn sehr viele Eltern stecken in dem Hamsterrad aus Beruf, Haushalt und Kinderbetreuung fest und fühlen sich oft überlastet und ausgebrannt. Denn es gibt in ihrem Tagesablauf keine Pause. Um wieder zu Kräften zu kommen, reicht dann auch das Wochenende oder der Urlaub nicht mehr aus. Es fehlt einfach mal die vollkommene Auszeit. Die Zeit, in der es mal nur um einen selbst geht, in der geschaut wird, wie man sich eigentlich fühlt. Sobald du unter dauerhafter Erschöpfung leidest und schon eine Vielzahl von Krankheitssymptomen entwickelt hast, ist es spätestens Zeit für eine Kur. Die Kosten dafür werden zum überwiegenden Teil von den Kassen übernommen. Lediglich eine überschaubare Tagespauschale oder einen Anteil an den Fahrtkosten musst du selbst übernehmen! Minderjährige Kinder zahlen nichts.

Natürlich solltest du echte Beschwerden haben, der Arzt muss dir bestätigen, dass du vom Gesundheitszustand her reif für die Insel bist. Wenn du dann auf Kur bist, besteht das Programm aus sportlichen Einheiten, Freizeit, in der du ausspannen oder über dein Leben nachdenken kannst und aus anderen therapeutischen sowie medizinischen Maßnahmen. Ziel ist es, dich körperlich und geistig wieder fit für den Alltag zu machen, für die Erziehungsarbeit, den Haushalt und den Job. Zudem gilt es aber auch, Dinge zu verändern, damit du den Alltag künftig besser bewältigst. Dazu gehört auch das Setzen realistischer Grenzen, was deine Belastbarkeit angeht. Eine Mutter-Kind-Kur oder auch Vater-Kind-Kur ist alle vier Jahre durchführbar und dauert drei bis vier Wochen lang. Beim Arbeitgeber musst du keinen gesonderten Urlaub einreichen, lediglich die Bewilligung für die Kur, die dann wie eine Krankschreibung gilt. Daher brauchst du während der Kur auch keine Lohneinbußen befürchten. Wenn du selbstständig bist, suche nach Wegen für dich trotzdem eine Kur möglichen zu machen.

Natürlich gibt es auch immer mehr Männer, die Kinder allein erziehen oder sich an der Erziehungsarbeit und im Haushalt intensiv beteiligen. Daher haben auch sie bei chronischer Überlastung und vorliegenden Befindlichkeitsstörungen ein Anrecht auf eine Kur. Und: Auch wenn du keine Familie im Gepäck hast, kannst du natürlich mit Erschöpfung und Überforderung kämpfen. Schau auch da, wenn dir die Puste ausgeht, wie du vom Hausarzt eine entsprechende Empfehlung bekommen kannst!

Die Macht unserer Gedanken, die Macht unserer Gefühlswelt

Hättest du gedacht, dass deine Gedanken einen großen Einfluss auf deine körperliche und psychische Gesundheit haben? Wenn du zu den unverbesserlichen Optimisten gehörst, Glückwunsch! Dann hast du beste Voraussetzungen für eine hervorragende Gesundheit. Denn ein positiver Geist ist weniger anfällig für körperliche Gebrechen und Krankheiten. Zum Glück müssen der hoffnungslose Pessimist oder der grüblerische Realist aber nicht gleich um ihr Leben fürchten, denn Zuversicht und positives Denken lassen sich erlernen. Auch gibt es viele Möglichkeiten, das Gedankenkarussell des ewigen Grübelns zu unterbrechen und mit Vertrauen in die Zukunft zu blicken.

Eine bewährte Therapie gegen Groll und negative Gedanken ist neben den bereits erläuterten Meditationstechniken die Hypnose. Hier versucht ein erfahrener Therapeut, durch aktive Mitarbeit deines Geistes Verhaltensänderungen und günstigere Sichtweisen bei dir zu erzielen, die sich positiv auf deine gesamte Gesundheit auswirken und durch die es in der Folge vielfach zum Verschwinden von Krankheiten kommt. Mithilfe dieses Verfahrens können Ängste, Süchte, psychische und psychosomatische Leiden geheilt beziehungsweise abgebaut oder gelindert werden. Hypnose wird als alternative Heilmethode aufgrund ihrer großen Heilerfolge immer beliebter und anerkannter.

Es gibt inzwischen sogar eine Vielzahl an Suggestions-CD's im Internet zu erwerben. Damit kannst du positives Denken sowie Meditationstechniken in Eigenregie lernen und dich so auch von Ängsten und Süchten befreien. Auf die Art verhilfst du dir selbst zu einem glücklicheren Leben. Natürlich sollten derlei Hilfsmittel nicht den Arzt/ Heiler oder Psychologen ersetzen! Fachkundige Hilfe ist bei vielen psychischen Leiden unerlässlich. Aber Entspannungs-CD's oder Audiomaterial, das dich im mentalen Training unterrichtet, stellt allemal eine sinnvolle Ergänzung zu einem Arztbesuch dar und stärkt dich in deinem gesamten Alltag.

Versuche generell, dich in Optimismus zu üben! Wenn du grundsätzlich vom worst case scenario ausgehst, versuche dir auch die anderen Möglichkeiten auszumalen, die nicht ganz so negativ sind. Oftmals tritt der schlimmste Fall gar nicht ein. Trainiere statt des negativen das positive Denken, indem du am Abend drei Dinge nennst, die an deinem Tag gut waren. Versuche jeder negativen Sache eine positive Seite abzugewinnen, getreu dem Spruch von Goethe: „Auch mit den Stolpersteinen, die dir in den Weg gelegt wurden, kannst du etwas bauen." Versuche aus jeder Lage, das Beste zu machen und dich nicht so stark von dunklen Gedanken, deinen Zukunftsängsten und Problemen leiten zu lassen – auch wenn dies häufig leicht gesagt, aber schwer umzusetzen ist.

Die Psychoneuroimmunologie – Die Wissenschaft vom Zusammenhang zwischen emotionalem Stress und Krankheit

Es ist kein Wunder, dass immer mehr Menschen nach alternativen Heilmethoden suchen. Denn oft sind unsere Mediziner ratlos, wenn es sich um komplexere Beschwerdebilder handelt. Mediziner sind Profis, wenn es um akute, eindimensionale Erkrankungen geht, hier feiern sie ihre großen Erfolge. Aber da sie den Menschen eher als Maschine denn als durchlässiges Lebewesen begreifen, das stark von seiner Umwelt beeinflusst wird, können sie bei vielen Krankheiten nicht weiterhelfen. Gerade bei den chronischen Leiden, die oft stress(mit)bedingt und psychosomatischer Natur sind, wissen viele moderne Mediziner oft keinen Rat.

Die Psychoneuroimmunologie – ein neuer Forschungszweig der Medizin – beschäftigt sich mit dem Zusammenhang von Krankheiten und psychosozialen Belastungen. So haben viele Studien belegt, dass negatives Denken und ständiger Stress, sei es in Form von Streit in der Familie, Ärger auf Arbeit oder im privaten Bereich dazu führt, dass das Immunsystem geschwächt und der Körper anfälliger für Entzündungen, Infektionen, Allergien und sonstigen Erkrankungen wird. Grund dafür ist der enge Kontakt, der zwischen Gehirn, Nerven- und Immunsystem besteht. So konnten Forscher auf molekularer Ebene bestätigen, dass sich Krebs schneller ausbreitet, wenn sich ein Mensch im privaten Bereich in besonderen Belastungssituationen befindet. Gänzlich unbekannt ist den Medizinern der Zusammenhang zwischen körperlichen Erkrankungen und emotionalen Schieflagen nicht, denn sie kennen ja bereits das Phänomen der psychosomatischen Erkrankungen, bei denen sie die Ursache für eine körperliche Erkrankung in der Psyche sehen. Diesen weit verbreiteten Symptomen können sie allerdings nicht adäquat begegnen, da sie die Seele und den Geist nicht mit in ihre Therapie einbeziehen. Doch Gesundheit kann nur dann wiedererlangt werden, wenn diese beiden Ebenen zur Heilung mit herangezogen werden. So sollte die Arbeit künftiger Mediziner auch darin bestehen, das Fühlen, Denken und Handeln ihrer Patienten mit anzuschauen und zu behandeln, so dass sich bei den Erkrankten Gesundheit wieder einstellen kann. Momentan erfüllen ganzheitlich arbeitende Naturheilkundler diese Aufgabe. In der westlichen Medizin müssen Menschen leider noch immer zu verschiedenen Fachärzten gehen, die häufig schlecht oder nur unzureichend zusammenarbeiten und sich für die Gesundheit des einzelnen nicht wirklich verantwortlich fühlen oder eben einfach überlastet sind. Häufig sind diese Ärzte eben auch nicht die richtigen Ansprechpartner für ihre Form von Erkrankung.

Die Psychoneuroimmunologie hat bereits viele wichtige Erkenntnisse im Bereich der Psychosomatik geliefert. So ist für diese Forscher klar, dass stabile soziale Beziehungen zu Freunden oder der Familie zu einer geringeren Anfälligkeit für Entzündungen und einer gesteigerten Immunabwehr führen. So sorgt das Eingebunden-sein in fürsorgliche soziale Netzwerke dafür, dass du gesund bleibst oder wieder gesünder werden kannst.

Damit das Immunsystem seine Aufgabe optimal bewältigen kann, musst du darauf achten, dass du nicht in einem chronischen Stresszustand lebst. Denn darauf ist unser Stressbewältigungssystem nicht spezialisiert. Es kann Stress von seiner Natur her nur zeitweilig tolerieren. Bei anhaltendem Stress hingegen ist unser Regulationssystem überfordert, die Entzündung, also die akute Antwort des Körpers auf Stressoren wie Viren oder andere Keime, kann vom Körper nicht mehr eingedämmt werden. Sie bleibt dauerhaft erhalten und legt somit den Grundstein für das Entstehen chronischer Erkrankungen wie Asthma, Autoimmunerkrankungen, Rheuma, Allergien, Krebs oder Diabetes.

Chronischer Stress, negative Gedanken und/ oder gravierende persönliche Probleme und Schicksalsschläge führen, wenn sie lange andauern, dazu, dass das Immunsystem geschwächt wird und es Krankheitserreger oder andere schädliche Substanzen nicht mehr so effektiv bekämpfen kann. Immunsystem, Hormon- und Nervensystem stehen in regem Austausch miteinander, sie bilden ein feines Geflecht, kommunizieren mit- und beeinflussen einander. Bei chronischem Stress gerät das ganze Gefüge durcheinander, es kommt zu Fehlregulationen und Krankheiten.

Ähnlich verhält es sich mit deinem Geist und deinen Emotionen. Auch sie sind untrennbar mit deinem Körper und seinen Organen verbunden und beeinflussen deren Wohlbefinden maßgeblich. So können eine negative Grundstimmung, Hoffnungslosigkeit, Trauer, Wut, Pessimismus und endlose Grübeleien auf Dauer dein Herz schädigen oder deinem Magen zusetzen. Dein Empfinden und Denken hinterlässt also direkt Spuren in deinem Körper, sichtbar in Form von (chronischen) Krankheiten. Hingegen stärken dich positive Gefühle und Gedanken wie eine optimistische Lebenseinstellung, Glück, Liebe und Gelassenheit. Sie machen dich stark und gesund. Fördern ein starkes Herz und eine optimale Verdauungsarbeit. Es geht hier nicht darum, dass du an einer Erkrankung selbst Schuld hast. Es geht darum, dass du bei einer Erkrankung immer auch schaust, was dich emotional und mental belastet und was du verändern kannst, damit es dir wieder besser geht. Denn wenn du diese Veränderungen im Denken und Handeln nicht mitmachst, kann es auch deinem Körper nicht besser gehen. Wichtig ist, zu verstehen, dass alles miteinander zusammenhängt, dass Seele und Körper eng miteinander in Kontakt stehen und nicht separat voneinander existieren.

Daher ist der wichtigste Ansatz zur Wiedererlangung oder Bewahrung deiner Gesundheit, die Balance in deinem Seelenleben und deinen Gedanken wiederherzustellen. Ordnung zu schaffen, Dinge abzustreifen, die dir nicht guttun, Dinge in den Vordergrund zu rücken, die dir Freude bereiten. Achte auf dein seelisches Gleichgewicht! Sorge dafür, dass es dir im Grunde genommen emotional gut geht, dann hast du ein prima Patentrezept zur Gesundheitsvorsorge und zur selbstständigen Behandlung von Krankheiten.

Legt man die Erkenntnisse der Psychoneuroimmunologie zugrunde, scheint es durchaus logisch, dass sogenannte „Wunderheilungen" oder Selbstheilungen tatsächlich stattfinden können. Daher sind meditative Entspannungstechniken und vielversprechende Heilverfahren wie die Hypnose und die (Auto-)Suggestion in der Behandlung vieler Erkrankungen unverzichtbar und der Gesundheit zuträglich. Tolle Erfolge lassen sich etwa in der Krebstherapie erzielen, indem der Patient unter Hypnose seine Vorstellungskraft einsetzt, um mehr weiße Blutkörperchen zu produzieren, die die Tumorzellen bekämpfen. Diese Methode hat sich bewährt und ist mittlerweile wissenschaftlich nachgewiesen. So lassen sich also mithilfe der Suggestion Prozesse in Gang setzen, die der Selbstregulation und Selbstheilung dienen.

Die heilende Kraft positiver Gedanken: Erstaunliche Heil-Erfolge mit Hypnose

Ein Heilverfahren, das sich bei vielen psychischen und psychosomatischen Erkrankungen zunehmend durchsetzt, ist die Hypnose. Hier wird die Macht der Gedanken dazu genutzt, zugrundeliegende Denk- und Verhaltensweisen so zu verändern, dass sie positive Auswirkungen auf die Gesundheit haben. Auf die Art erfolgt bei einer von Krankheit betroffenen Person während der Behandlung eine kognitive Umstrukturierung und es bestehen bessere Heilungsaussichten oder zumindest Verbesserungen des Gesundheitszustands.

Was ist Hypnose?

Die Hypnose wurde von dem amerikanischen Psychotherapeuten Milton H. Erickson entwickelt, der die Möglichkeiten der Trance und der Vorstellungskraft zu Heilungszwecken fest in sein berufliches und privates Leben integrierte. Er selbst konnte auf die Art seine Kinderlähmung fast zum Verschwinden bringen.

Der Hypnotherapeut versetzt den Menschen mihilfe von Hypnosetechniken in einen wachen, aber tief entspannten geistigen Zustand. In diesem ist dessen Aufmerksamkeit zwar eingeschränkt, aber äußerst fokussiert. In dieser Trance wird nach Problemfeldern geforscht und versucht, zugrundeliegende emotionale Konflikte aufzulösen. Alte Verhaltensmuster werden umprogrammiert, sodass sie dem Hilfe-suchenden körperlich und emotional nicht mehr schaden können. Nun werden im Unterbewusstsein neue, günstigere Verhaltensweisen verankert, die im wachen Zustand ins Leben übertragen und dann bewusst weitergelebt werden. Mit der Suggestion versucht der Therapeut, beim Hilfesuchenden Botschaften zu verinnerlichen, die dessen Gesundheit fördern beziehungsweise stärken.

Seit 2006 ist die Hypnose als Baustein der Psychotherapie und anderer Heilverfahren wissenschaftlich anerkannt. Als vielversprechende Methode kann sie besonders Menschen mit psychosomatischen, stressbedingten Leiden sowie Ängsten und Süchten zu einem glücklicheren Leben verhelfen. Sowohl viele Psychotherapeuten als auch Naturheilkundler praktizieren diese Form der Heilung, die beim Geist und der Seele des Menschen zur körperlichen Gesundung ansetzt. Denn nur, wo ein gesunder Geist ist, kann auch ein gesunder Körper sein.

Wie funktioniert Hypnose?

Bei der Hypnose spürt der Hypnotherapeut emotionale Konflikte bei seinem Patienten auf, die häufig für körperliche Erkrankungen (mit) verantwortlich sind. Denn wie bereits beschrieben, wirkt alles zusammen. Der Geist und die Gefühle des Menschen beeinflussen den Körper und umgekehrt. Alle drei Ebenen stehen im Austausch miteinander.

Wenn ein Körper also durch negative Gedanken und Gefühle krank wird, kann er umgekehrt durch ein erlerntes positives Verhalten sowie positive Gedanken und Gefühle wieder gesund werden. Wie sonst lassen sich Spontanheilungen oder Heilerfolge im Zusammenhang mit Krebs erklären, die allein durch die Kraft der Vorstellung zustande kommen?

Nachdem der Hypnotiseur seinen Patienten in Trance versetzt hat, aktiviert er in ihm latent vorhandene Bewältigungsstrategien für ein Problem sowie verborgene Stärken. Auf die Art heilt sich der Patient praktisch ganz von selbst – mithilfe seiner im Unterbewusstsein vorhandenen Fähigkeiten. Der Hypnotherapeut dient lediglich als Assistent auf dem Weg zur Genesung, indem er diese Fähigkeiten aus dem Unterbewusstsein ins Bewusstsein holt. Er veranlasst den Patienten in der Trance mittels verbaler Suggestionen zu einer anderen, günstigeren Handlungsweise, die dieser dann in seinen realen Alltag übernimmt und die daraufhin sein gesamtes Wohlbefinden stärkt.

Die Forschung tappt noch immer im Dunkeln, wie dieser Mechanismus genau funktioniert. Sicher ist nur, dass er funktioniert. Dabei wird der Geist vom Hypnotherapeuten keineswegs manipuliert, wie Kritiker denken könnten, sondern nur in eine positive Richtung geleitet. Durch positive Verhaltensänderungen und eine optimistische Lebenseinstellung werden die körpereigenen Selbstheilungskräfte aktiviert, die dann bestimmte Prozesse im Körper wieder in eine natürliche Balance bringen. Unterschwellige Konflikte belasten die Seele nach der mentalen Neuausrichtung nicht mehr, weil sich der Mensch von ihnen emotional loslöst. Dadurch können sie im Körper natürlich auch keinen Schaden mehr anrichten. So kommt der Körper zur Ruhe und kann den Weg der Heilung gehen.

Würdest du einen alten Indianer-Schamanen in Nordamerika befragen, ob er Geist, Seele und Körper voneinander trennen würde, würde er dich mit großen Augen angucken und nicht wissen, wovon du redest. Die alten Naturvölker sehen den Menschen seit jeher ganz selbstverständlich als Einheit von Geist, Körper und Seele und würden nie auf die Idee kommen, das eine getrennt vom anderen zu betrachten. Daher wissen sie auch um die Zusammenhänge von seelischer Belastung und körperlicher Krankheit.

<u>Bei welchen Erkrankungen kann die Hypnotherapie helfen?</u>

Die Hypnose hat sich vor allem in der Behandlung von psychischen und psychosomatischen Erkrankungen sowie bei Süchten bewährt. So verspricht sie nicht nur Heilung bei Verdauungsproblemen, Schlaf- und Hormonstörungen und chronischen Schmerzzuständen, sondern auch bei Asthma, Allergien, ADHS, Migräne und Autoimmunerkrankungen. Auch bei psychischen Störungen wie Burnout, Bindungsängsten und sonstigen Ängsten, bei Depression, Panikattacken oder Abhängigkeiten wie der Alkohol-, Drogen- oder

Zigarettensucht, der Ess- oder Zuckersucht ist die Hypnotherapie besonders erfolgsversprechend. Beinahe alle selbstständig ablaufenden Körperfunktionen sind mit diesem Verfahren positiv beeinflussbar.

Natürlich erzielt die Hypnotherapie auch bei psychischen Traumata tolle Erfolge, etwa bei Gewalterfahrungen. Schon Sigmund Freud wusste um die Kraft des Unbewussten und dass Konflikte aus Kindheitstagen uns noch im Erwachsenenalter belasten können, sie aber ins Unterbewusstsein abtauchen und uns von dort her weiter beeinflussen. Die Hypnose ermöglicht dem Menschen, negative Kindheitserlebnisse in der Trance noch einmal zu durchleben und damit endgültig abzuschließen, sodass dieser Konflikt ihn dann nicht mehr belastet und er gesund werden kann.

Bei einer Angst- oder Bindungsstörung etwa wird der Therapeut versuchen, den Kern der Angst durch die Hypnose ausfindig zu machen und mittels positiver Suggestionen ein verändertes Verhalten beim Patienten zu bewirken, sodass dieser seine Angst besiegen oder sie zumindest abschwächen kann.

Ähnlich verhält es sich in der Behandlung von Menschen mit Süchten. Der Hypnotherapeut schaut bei einem Betroffenen, welche eigentlichen Ursachen der Sucht nach Zigaretten, Essen oder Alkohol zugrunde liegen. Gleiches gilt auch für die Magersucht. Der wahre Konfliktherd, der die Sucht entfacht hat, muss aufgelöst, die negativen Verhaltensweisen zum Positiven verändert werden. Kurzum: eine gesunde, wohlwollende Einstellung zum eigenen Selbst muss her. Erst dann kann sich geistige, seelische und auch körperliche Gesundheit einstellen.

Natürlich sind Süchte wie vieles andere auch schlicht Gewöhnung. Schon viele Menschen wollten zum Beispiel mit dem Rauchen aufhören. Schließlich weiß jedes Kind, dass es ungesund ist. Doch Rauchen ist nun mal eine liebgewonnene Angewohnheit. Sie hilft vielen Menschen nicht nur beim Stressabbau. Die Zigarette steht auch für Genuss in scheinbar perfekten Momenten, in denen alles stimmt. Das Glas Wein oder Bier steht vor dir, die Umgebung ist wunderschön, der Augenblick voller Magie. Vielleicht hast du schon einmal versucht, mit dem Rauchen aufzuhören? Vielleicht schon mehrmals? Wahrscheinlich ist es dir nicht gelungen, weil du nicht an die wahre Ursache herangegangen bist, an den Kern. Anders als andere Therapien bietet die Hypnose die Möglichkeit eines tiefgreifenden Sinneswechsels, einer radikal veränderten Sichtweise.

Bist du aber wirklich fest entschlossen, dem Glimmstängel Lebewohl zu sagen, hast du mit der Hypnose beste Erfolgsaussichten. Denn du gehst an die unbewusste Komponente des Problems heran und löst es damit ursächlich, nicht symptomatisch oberflächlich. Bei vielen Menschen stecken Probleme mit der eigenen Person und Selbstzweifel hinter der Zigarettenabhängigkeit, bei anderen unterdrückte Ängste, Ärger oder Wut. Diese negativen und auf Dauer krank-machenden Gefühle werden vom Hypnotherapeuten analy-siert, aufgelöst und zum Guten verändert.

Zudem kommt, dass sich das mit der Zigarette assoziierte Gefühl von Entspannung, Freiheit oder gesteigerter Kreativi-tät fest im Unterbewusstsein verankert hat und auch nur dort umprogrammiert werden kann. Ist der Mensch von dieser scheinbaren, unbewussten Assoziation erst einmal befreit, fällt der Ausstieg aus dem Rauchen leichter. Denn dann ist das Rauchen schlicht entzaubert. Du kannst ihm plötzlich nichts mehr abgewinnen. Du begreifst, dass es dich einfach nur vergiftet, sonst nichts.

Genauso verhält es sich auch bei anderen Suchtgegenstän-den. Es geht bei der Heilung von einer Sucht durch Hypnose auch immer darum, die scheinbar positiven Wirkungen des Suchtobjekts auf den Menschen zu entzaubern und sie als falsch anzuerkennen.

Natürlich spielt bei der Überwindung einer Sucht ebenfalls der Wille eine zentrale Rolle. Möchtest du wirklich mit dem Trinken, dem Spielen oder dem übertriebenen Essen aufhö-ren? Oder bist du nur halbherzig bei der Sache? Ein Sprich-wort besagt: „Wo ein Wille ist, ist auch ein Weg." Um wirklich von dem Suchtobjekt loszukommen, musst du es hundert-prozentig wollen, sonst hat es wenig Sinn, es zu versuchen.

Die Hypnose kann dir bei der Überwindung einer Sucht hel-fen. Sie gilt als ausgesprochen effektiv, weil sie eben tiefgreifende Veränderungen und nachhaltige Einsichten bewirkt. Denn letztlich ist das Loskommen von einer Sucht nur dann möglich, wenn du die festgefahrenen Verhaltensmuster im Unterbewusstsein veränderst und neue, positive Verhaltensweisen annimmst.

Probleme mit dir selbst oder mit anderen Familienmitgliedern?

Streit kommt in den besten Familien vor, sagt man. Das stimmt sicherlich, aber er sollte in deinem wichtigsten sozialen Verbund kein Dauerzustand sein. Als soziales Wesen, das von Natur aus einen starken Bezug zu seinen Wurzeln hat, ist Harmonie in der Familie für deine Gesundheit mit entscheidend. Denn Familie gibt dir Halt und Hilfe und du bist durch die lange gemeinsame Zeit vom Baby- bis ins Erwachsenenalter untrennbar mit den Menschen deiner Familie verbunden. Daher wäre es sinnvoll, bei Problemen mit einzelnen Familienmitgliedern zu gucken, wie du das Verhältnis wieder verbessern kannst. Natürlich nur, wenn du das möchtest!

Neben einer Familienaufstellung versprechen die Hypnose und die Mentalfeldtherapie hier tolle Erfolge. Auch bei dieser Behandlungsmethode wird davon ausgegangen, dass ein seelischer Konflikt besteht, der das Gleichgewicht von Körper und Psyche stört. Mithilfe bestimmter Techniken, die der Akupressur ähneln, wird versucht, die Harmonie wiederherzustellen und den seelischen Konflikt hinter sich zu lassen, damit abzuschließen und dann die Beziehung zu dem Familienmitglied wieder zu stärken. Nicht nur bei seelischen Traumata im Zusammenhang mit zwischenmenschlichen Beziehungen wird dieses Verfahren immer häufiger eingesetzt, sondern auch bei Süchten, Zahnproblemen, Schmerzen, emotionalen Stresszuständen, Ängsten und vielem mehr. Negative Emotionen wie Wut, Angst und Trauer werden dabei dauerhaft abgebaut, du wirfst den emotionalen Ballast, der dich krankmacht, schlichtweg über Bord. Die Mentalfeldtherapie gilt als sehr effektiv und erzielt auch rasche Erfolge.

Welche modernen Herausforderungen deine Seele stressen können

Natürlich belasten uns nicht nur vergangene Erfahrungen und Ereignisse, sondern auch aktuelle Probleme der Gegenwart. Zu diesen Dingen zählen häufige Jobwechsel und damit unter Umständen verbundene Wohnortwechsel, chronische Arbeitsplatzunsicherheit, ein instabiles soziales Umfeld oder Turbulenzen in der Partner-Beziehung und in den anderen zwischenmenschlichen Beziehungen. Dies sind typische Probleme der neuen Welt, einer Welt, die sich immer schneller dreht und die nur kurzfristig planen will oder kann. Wir können, wenn wir wollen, überall auf der Welt leben und arbeiten. Die Welt ist kleiner und zugleich größer geworden. Wir haben unendlich viele Möglichkeiten, unser Leben zu gestalten. Dies macht es natürlich nicht einfacher.

Neben den vielen tollen Aspekten unserer modernen, fortschrittlichen Zivilisation birgt diese auf der anderen Seite aber auch Schattenseiten. Es gibt zum Beispiel bestimmte existenzielle Sorgen und Ängste, die heute sehr viele Menschen umtreiben. Da wären die Angst um die eigene Existenz und die der Familie: Werde ich meinen Job morgen auch noch haben? Wie lange halte ich dem immensen Druck, der in unserer Arbeitswelt vorherrscht, noch stand? Wie lange schaffe ich das gesundheitlich? Was wird aus der Familie, wenn ich als Hauptverdiener einmal ausfalle? Was wird später aus mir, wenn ich einmal alt bin? Werde ich von

Altersarmut betroffen sein? Diese und ähnliche Fragen stellen sich wohl viele Menschen in unserem Land. Existenzsorgen sind in einer solch schnelllebigen Zeit, die uns dazu noch permanent eine hohe Leistungsfähigkeit abverlangt, nicht ungewöhnlich, sondern alltäglich. Viele Deutsche haben diese Zukunftssorgen, vor allem die junge Generation.

Dinge ändern sich heute manchmal über Nacht, was gestern galt, muss heute nicht mehr gelten. Die fortschreitende technische Entwicklung führt dazu, dass immer mehr Berufe gefährdet sind und von Maschinen erledigt werden. Der Prozess der Verdrängung menschlicher Arbeit wird sich künftig noch verstärken. Ein Arbeitnehmer muss heute flexibel sein, muss an verschiedenen Orten arbeiten, mal hier mal dort. Diese Instabilität berührt natürlich auch das Privatleben. Beziehungen gehen aufgrund von Distanzen in die Brüche, weil ein Paar nicht mehr ein gemeinsames, sondern zwei verschiedene Leben lebt. Beziehungen scheitern heute nicht selten auch an den Herausforderungen einer modernen Familie, wo auch die Frau einer anspruchsvollen Tätigkeit nachgeht und die Verantwortung für die finanzielle Versorgung der Familie mitträgt.

Zu der flexiblen Arbeitsstruktur gesellt sich noch der Fakt, dass es unglaublich viele Möglichkeiten gibt, wie du dein Leben heute gestalten kannst. Du hast die Qual der Wahl, das richtige Lebensmodell für dich zu finden. Möchtest du zum Beispiel Kinder oder dein Leben lieber als Single oder mit einem Partner ohne Kinder verbringen? Du kannst dich in Deutschland verwirklichen, in Frankreich, Afrika oder Singapur. Die Möglichkeiten scheinen heute unbegrenzt. Und so schön das auch ist, frei wählen zu können, so sehr kann es dich auch unter Druck setzen. Denn wir streben ja danach, das Bestmögliche aus unserem Leben herauszuholen. Doch woher soll man wissen, wie wo oder womit man am glücklichsten wird? Wichtig ist, dass du bei deiner Entscheidung immer in dich hineinhörst. Dein Bauchgefühl sagt dir meist ziemlich eindeutig, wo dein Weg dich hinführen soll. Hör auf deine Intuition, auf dein Herz! Dann hast du gute Chancen, das wahre Glück zu finden. Denn wenn du deine wahren Wünsche hinsichtlich deiner Lebensführung und deiner Profession ignorierst, kannst du auf Dauer nicht wirklich glücklich werden. Und wenn du nicht im Einklang mit deinem Seelenleben stehst, wirst du ziemlich schnell krank oder bekommst psychosomatische Beschwerden.

Volkskrankheit Fernbeziehung – Liebe aus der Ferne geht nicht lange gut

Das Beziehungskonzept der Fernbeziehung taugt nicht auf lange Sicht, dennoch entscheiden sich viele Menschen heute dafür – natürlich viele von ihnen unfreiwillig! Für eine gewisse Phase im Leben mag das ja auch gut gehen, aber es ist eine anstrengende Form der Liebe, die dich und deine/n Partner/in früher oder später belasten wird. Daher solltet ihr als Paar versuchen, eine Lösung für das räumliche Problem zu finden. Auf Dauer schadet die Distanz einfach der Liebe und sie droht an ihr zu zerbrechen.

Es ist heute alles andere als leicht, eine auf Dauer angelegte, intakte Beziehung zu führen, denn es gibt so viele Herausforderungen und Veränderungen im Leben jedes einzelnen. Hinzu kommen die in vielen Berufen geforderte Reisebereitschaft und der Drang, sich selbst als Individuum zu verwirklichen. Das „Ich" ist im Gegensatz zu früheren Zeiten stärker in den Mittelpunkt gerückt. Stand früher besonders die Gemeinschaft im Fokus, ist es heute eher das „Ich", das sich überall in den Vordergrund drängt. Aber natürlich sind wir Menschen vor allem soziale Wesen, die nicht isoliert leben können.

Wenn du dir sicher bist, den richtigen Menschen an deiner Seite gefunden zu haben, dann solltest du ihn so schnell nicht loslassen und für eure Beziehung kämpfen – auch wenn es oft schwer sein wird. Wo Vieles ungewiss ist, fällt die Liebe nicht leicht. Wenn die Liebe echt und groß ist, werdet ihr einen Weg finden, der euch zusammenführt.

Gegen Isolation: Sorge für deine Integration in ein soziales System

Für den Menschen und seine emotionale Gesundheit ist es wichtig, in irgendeiner Form von Beziehung zu leben. Sei es nun in einer partnerschaftlichen, freundschaftlichen oder familiären Beziehung. Als soziales Wesen fühlt sich der Mensch auf Dauer allein nicht wohl. Dein soziales Netz fängt dich auf, wenn du Trost und Unterstützung brauchst oder wenn du einmal krank wirst. In schwierigen Zeiten ist es einfach überlebenswichtig, Freunde, eine Familie und/ oder einen Partner an der Seite zu haben, um den Halt nicht zu verlieren. Keiner kann es allein schaffen, das Leben zu meistern. Jeder braucht einmal Hilfe – auch der taffste Egomane. Das ist menschlich.

Leider entwickelt sich unsere Gesellschaft immer mehr in Richtung eines ausgeprägten Einzelkämpfertums. Der Drang nach Selbstverwirklichung hat inzwischen Einzug in unser aller Leben gehalten. Dadurch wird eine Lebensplanung natürlich nicht einfacher, wenn der eine dies, der Partner aber das andere will. Wenn jeder sein Ding durchziehen möchte, steht zuweilen das Gemeinsame auf dem Spiel. Natürlich soll jeder nach seiner Facon leben, nur sollte dieser Wunsch nach Selbstverwirklichung nicht in der totalen Einsamkeit enden. Denn das tut uns überhaupt nicht gut. Im Gegenteil, es macht uns krank.

Das Eingebundensein in soziale Netzwerke prägt uns seit der Urzeit. Wir können allein nicht leben, nicht isoliert durch das Leben gehen. Wir sind angewiesen auf Hilfe von außen. Daher solltest du unbedingt darauf achten, dich regelmäßig mit Menschen zu umgeben und nicht allzu oft allein zu sein. Auch wenn du in einer Stadt neu bist, gibt es Möglichkeiten über die Arbeit, über ein Hobby oder andere Aktivitäten neue Kontakte aufzubauen und nicht in der Isolation zu verbleiben. Wer viel arbeitet und auf Arbeit eher einzelgängerisch tätig ist, sollte sich trotzdem regelmäßig mit vertrauten oder noch nicht ganz vertrauten Menschen treffen, um gegen das Alleinsein anzugehen. Optimal für dein Wohlergehen wäre es, wenn du einen Partner finden könntest, der deinen Lebensweg begleitet und immer ein offenes Ohr für dich hat. Aber erzwingen lässt sich Mr. oder Mrs. Right natürlich nicht. Doch die Hoffnung stirbt zuletzt und es ist jederzeit möglich, über eine neue Liebe zu stolpern. Wenn du Bindungsprobleme hast, kann dir auch hier ein erfahrener Heilpraktiker oder Hypnotherapeut weiterhelfen, um ein vielleicht tiefer verankertes Problem in den Griff zu bekommen und doch noch mit einem Partner oder einer Partnerin glücklich zu werden.

Job und Lebensumfeld sind entscheidend für deine Gesundheit

Fühlst du dich wohl in deinem Job und in der Stadt, in der du lebst? Wolltest du schon immer in dem Ort wohnen, wo du lebst oder bist du nur dort, weil der Job dich dahin verschlagen hat? Möchtest du eigentlich nicht in der Metropole leben, sondern beschaulicher wohnen? Dann hast du vielleicht die Möglichkeit, dir einen neuen Job in dem Lebensraum zu suchen, der am besten zu dir passt? Das wäre ideal. Wenn du dich nicht wohl fühlst in einer Stadt, in die du nicht gehörst, wenn die Menschen nicht zu dir passen, kann das sehr belastend sein. Prüfe, ob dir in deinem Ort das Herz aufgeht oder ob du denkst: „Ich will hier weg". Und handele dann danach – sofern das möglich ist!

Natürlich hast du nicht in jedem Job automatisch das Glück, an den Ort deiner Wahl zu ziehen. Eine Vielzahl von Jobs bleibt auf die klassischen Metropolen beschränkt. Aber auch hier gibt es Wege, dem Großstadtalltag, wenn du ihn nicht (mehr) magst, zu entfliehen. Nicht umsonst erfreuen sich momentan wieder die grünen Randgebiete an Beliebtheit. Gerade für Familien gibt es hier eine schöne Atmosphäre zum Leben und reichlich Platz für die Kinder zum Spielen. Das viele Grün und die ruhigere Umgebung sorgen für ein stressärmeres Familienleben. Die langen Wege zur Arbeit müssen dann halt für den Traum vom entspannteren Leben in Kauf genommen werden. Dieses Wohnen am Rande der großen Stadt kann ein toller Kompromiss für genervte Großstädter sein. Wenn du mit der Mentalität der Menschen nicht zurechtkommst, wird es allerdings schwierig, in dieser Stadt/ an diesem Ort dauerhaft dein Glück zu suchen. Dann schau, ob du deinen Sehnsuchtsort nicht vielleicht doch auf die eine oder andere Weise noch erreichen kannst.

Auch der Job gilt als ein wesentlicher Faktor des Lebensglücks, weshalb du auch diesen mal genauer unter die Lupe nehmen solltest. Bist du mit deiner Arbeit grundsätzlich zufrieden, macht dir die Tätigkeit Spaß? Dann ist alles super. Aber wenn du dich unterfordert, gelangweilt oder, im Gegenteil, dauerhaft zu stark gefordert fühlst, ist es vielleicht an der Zeit, nach Alternativen Ausschau zu halten. Auch wenn du überhaupt keine Lust mehr hast, zur Arbeit zu gehen, da dich die Inhalte nicht interessieren, solltest du etwas verändern. Beide Varianten sind nicht das Gelbe vom Ei und tragen nicht zur Gesunderhaltung von Seele, Geist und Körper bei. Überprüfe deinen Job darauf, welche Zufriedenheit er dir schenkt und schau, ob du bei großer Unzufriedenheit etwas ändern kannst, um deinem Glück auf die Sprünge zu helfen. Wer im Job dauerhaft im Stillen vor sich hin leidet, läuft Gefahr, dass Seele und letztlich auch Gesundheit Schaden nehmen.

Existenzangst Arbeitsplatzunsicherheit

Interessant ist, dass Menschen, die ihren Arbeitsplatz als unsicher wahrnehmen, darunter leiden können, als hätten sie eine körperliche Krankheit. Dies fanden Forscher für die Deutsche Gesellschaft für psychosomatische Medizin und ärztliche Psychotherapie in einer Studie heraus. Dies zeigt einmal mehr den engen Zusammenhang von emotionalen Belastungen und körperlichen Symptomen auf. Egal, ob es sich um befristete Arbeitsverhältnisse oder unsichere unbefristete Beschäftigungsverhältnisse handelt. Die Angst vor der Zukunft kann in beiden Fällen stark oder weniger stark ausgeprägt sein. Auch bei unbefristeten Stellen besteht die Möglichkeit, künftig von Kurzarbeit oder Entlassungswellen betroffen zu sein.

Dazu können sich Ängste gesellen, etwa dass du deine eigene Stärke anzweifelst, deinen Job den aktuellen Anforderungen entsprechend auch auf lange Sicht ausüben zu können. In einer Studie fand man heraus, dass Menschen, die sich während ihres Berufslebens oft um ihren Arbeitsplatz gesorgt hatten, nach dem Austritt aus dem Arbeitsleben ein schlechteres Wohlbefinden aufwiesen als die optimistischeren Personen mit den gleichen Beschäftigungsverhältnissen. Damit ist bestätigt, dass permanente Existenzsorgen zu einer realen Gesundheitsgefahr werden können, wenn man es nicht schafft, das Gedankenkarussell einzustellen beziehungsweise die Quelle auszuschalten. Denn die Existenzsorgen verursachen Stress in der Seele, der sich irgendwann auch im Körper manifestiert. Ein Ausweg aus dieser nervlich anstrengenden Situation könnte darin bestehen, dass du die Aussprache mit deinem/er Chef/in suchst. Sage ihm/ ihr, dass du mit dieser belastenden Situation auf lange Sicht nicht zurechtkommst und dass du dich bei fortwährenden kurzzeitigen Vertragsverlängerungen nach einem anderen Job mit besseren Konditionen umsehen wirst.

Niemand, der täglich gute Leistung und Engagement zeigt, sollte mit einer Endlosschleife aus Kettenverträgen abgefertigt werden. Das ist entwürdigend! Gerade im öffentlichen Dienst, beispielsweise in der Wissenschaft ist dieses Procedere üblich und sagt einiges über den Bildungsstandort Deutschland und den Respekt aus, der dem hiesigen Bildungspersonal entgegengebracht wird, aus. Hier erfolgen Kettenbefristungen der Angestellten bis in die 40er Jahre hinein. Planbar ist damit gar nichts. Es kann sich weder Wohneigentum angeschafft werden, noch können Betroffene entspannt eine Familie gründen, weil nach Ablauf des Vertrages vielleicht wieder umgezogen werden muss.

Bei einer belastenden Arbeitssituation – egal welcher Art – solltest du immer versuchen, die Probleme aus der Welt zu schaffen, da sie dich langfristig bewusst und unbewusst zermürben. Dies schadet auf Dauer deinem Seelenheil und deinem Körper. Bei Mobbing, welches in den meisten Fällen ein schlimmes Seelentief mit sich bringt, gilt das Gleiche. Du darfst auf Dauer nicht in diesem Zustand leben, sonst macht er dich krank. Suche mit deinem Kollegen/ deiner Kollegin die Aussprache. Wenn dies nicht möglich ist, versuche mit deinem/er Chef/in zu reden. Vielleicht gelingt es euch, die Ursachen für den Konflikt auf den Tisch zu bringen und wieder besser miteinander auszukommen. Wichtig ist, dass du etwas unternimmst! Lass dir eine schlechte Behandlung nicht gefallen! In größeren Unternehmen gibt es auch Mobbingbeauftragte, die sich extra um solche Angelegenheiten kümmern, zum Schutz der Arbeitnehmer. Und wenn alles nichts hilft und sich die Lage als zu vertrackt darstellt, kannst du dich immer noch nach einem neuen Job umsehen.

Nur ganzheitliches Heilen macht Sinn – geistig, seelisch und körperlich

Viele körperliche Gesundheitsprobleme gehen über die rein körperliche Komponente weit hinaus. Körperliche Beeinträchtigungen registrieren wir nur schneller und deutlicher als die Spuren auf der Seele. Der Mensch ist eben ein Meister der Verdrängung. Verdrängung ist in vielen Situationen auch gut, sogar überlebenswichtig. Ein von der Natur gegebenes Geschenk. Allerdings funktioniert dieser Mechanismus immer nur für eine bestimmte Zeit und für ein gewisses Maß an Belastung. Irgendwann ist Schluss mit der erfolgreichen Verdrängung. Spätestens dann sollten wir nicht nur unseren Körper, sondern auch unsere Gefühls- und Gedankenwelt mit berücksichtigen.

Ein körperliches Gesundheitsproblem zeigt uns immer auch an, dass wir in einer Weise denken und handeln, die uns schadet. Bekommen wir eine Krankheit, dann zeigt uns unser Körper, dass wir an unsere physische, geistige und emotionale Grenze gelangt sind. Dann wird es Zeit zu reflektieren und Dinge zu ändern, die falsch laufen. Was ist dir zu viel? Womit bist du überfordert? Wer oder was tut dir nicht gut? Und vor allem: Was kannst du ändern, damit sich dein Leben wieder richtig anfühlt, damit du dich wieder wohl in deiner Haut fühlst? Der Körper ist – anders als wir immer alle denken – nicht die einzige Ebene, die von einer Krankheit getroffen wird. Dein Körper bekommt seine Kraft aus deiner Seele und deinem Geist. Sprich, deine Gedanken und Gefühle bestimmen (mit) darüber, wie es deinem Körper geht.

Wenn du einmal oder mehrmals frisch verliebt warst, weißt du, wie mächtig unsere Gefühlswelt sein kann. In dieser besonderen Situation hast du Energie, die scheinbar keine Grenzen kennt. Anders herum ist es, wenn wir einen geliebten Menschen verlieren oder einen anderen schlimmen Schicksalsschlag verkraften müssen. Dann sind wir gelähmt und können nur noch unter größten Anstrengungen funktionieren – wenn überhaupt. Das Atmen fällt uns schwer, das Herz stolpert von der Last des Lebens, der Bauch tut weh. Sind wir seelisch aus dem Gleichgewicht geraten, ist unsere gesamte Körperenergie blockiert und das öffnet den unterschiedlichsten Erkrankungen Tür und Tor.

Wenn wir nun also um die enge Verbindung von Seele und Körper wissen, warum handeln wir dann nicht danach? Wenn wir wissen, wie wichtig Meditationssportarten oder -techniken sind, wie sie unsere Gesundheit positiv fördern, warum integrieren wir sie nicht längst flächendeckend in unsere Arbeits- und Privatwelt? Warum nutzen wir die Kraft der Selbstheilung, die schon durch ein wenig Selbstaufmerksamkeit am Tag gefördert wird, nicht, um uns vor Krankheiten präventiv zu schützen oder bestehende Erkrankungen zu lindern? Zusammen, gemeinschaftlich?

Warum verharren wir in den antiquierten Arbeitsstrukturen von damals, als die Welt noch eine andere war? Als sie noch langsam und monochron war? Um Gesundheit für alle und über eine längere Zeit zu gewährleisten, muss die Arbeitswelt wieder dringend an unsere menschlichen Bedürfnisse angepasst werden, muss besser durchdacht sein, damit es uns insgesamt besser gehen kann und der Stress uns nicht alle auffrisst. Mit adäquaten Entspannungseinheiten zwischendurch, der Förderung eines stärkeren Zusammenhalts und vielen anderen Maßnahmen könnten deutliche Verbesserungen erzielt werden. Meditation, in welcher Form auch immer, stärkt nicht nur alle Organe und Muskeln im Körper des Menschen, sondern auch das Immun- und Hormonsystem. Es stärkt unser Gehirn, unser Denken, unser Fühlen – unsere gesamte Lebensenergie. Bis in die kleinste Zelle hinein.

Oft liegen die Gesundheitsprobleme auch in der Familie begründet, in frühen Kindheitserlebnissen oder weitergegebenen Verhaltensweisen. Dann kann es hilfreich sein, wenn du eine Heilpraktikerin aufsuchst, die auch diese emotionale Komponente mitbehandelt. Eine gute Heilerin oder ein guter Heiler schwingt nicht nur ein Pendel, sondern versucht, dich mit verschiedenen Methoden wie der Familienaufstellung oder der Suggestion/ Hypnose von deinem emotionalen Ballast zu befreien. Du erkennst einen professionellen und erfolgreichen Heiler, indem du schaust, ob dieser sich in allen Bereichen der Gesundheit weitergebildet hat und nicht nur in einem bestimmten Fach. Ein breit aufgestellter, gut ausgebildeter Generalist ist hier in den meisten Fällen einem Spezialisten vorzuziehen, da der Heilerfolg mit einer Rundum-Behandlung aller Voraussicht nach länger bestehen bleibt. Du solltest dir gerade bei komplexeren Beschwerdebildern einen ganzheitlich arbeitenden Heilpraktiker suchen, der Ernährung, Stressmanagement, Sport und deine emotionale Welt mit in die Behandlung einbezieht.

Ein guter Naturheilkundler bringt in einem ersten Gespräch zunächst in Erfahrung, welches Problem du hast. Liegt es eher im körperlichen oder im seelischen Bereich? Gibt es Gewalterfahrungen, Nahrungsmittelunverträglichkeiten, Allergien oder sonstige Erkrankungen? Oder belasten dich vorrangig zwischenmenschliche und seelische Probleme? Dann schaut der Heiler anhand der Diagnose/n, welche Heilmethoden eingesetzt werden müssen. Zur Diagnostik gibt es ebenfalls eine Reihe von Untersuchungen, die gemacht werden können. Einige Praxen verfügen bereits über modernste Gerätschaften, die Dinge wie Umweltgifte und Stresslevel messen können. Auch im Blut, Stuhl oder Urin lassen sich oft Spuren von körperlichen Erkrankungen finden. Ist einmal herausgefunden, welche Belastungen vorliegen, wählt der professionelle Heiler aus seinem Repertoire an Heilungsansätzen die aus, die für das Problem geeignet sind. Die Palette kann von Homöopathie, chraniosacraler Therapie über Ernährungsberatung, Maßnahmen zur Stressreduktion und Darmsanierung bis hin zur Hypnose und Suggestion reichen. Denn nur wenn der Heilpraktiker über umfassendes heilerisches Wissen verfügt, kann er oder sie dir auch effektiv und vor allem nachhaltig helfen. Emotionale Konflikte werden im Gespräch oder unter Hypnose besprochen, verarbeitet und aufgelöst, so können Betroffene von schwierigen Erlebnissen oder Ängsten befreit werden und ihr künftiges Leben positiver gestalten.

Viele ganzheitlich arbeitende Heiler erzielen unglaubliche Erfolge, die kein Mediziner für möglich halten würde. Schmerzzustände verschwinden, Krebs wird per Visualisierung geheilt, Burnout oder Asthma werden überwunden, Diabetes oder ein erhöhter Blutdruck gelindert. Es gibt Geschichten über Menschen, die sich für unheilbar krank hielten und nach einer effektiven naturheilkundlichen Therapie wieder ein erfülltes Leben genießen konnten. Und dies nur, weil ihre Heiler verstanden haben, dass Geist, Seele und Körper eng miteinander verknüpft sind und bei Krankheit alle Ebenen hinzugezogen werden müssen.

Es wäre wünschenswert, wenn Mediziner, Psychologen und alle anderen Personen, die in Heilberufen tätig sind, in dem Verständnis therapieren würden, dass der Mensch eine Einheit aus Körper, Geist und Seele ist und dass alle drei Ebenen sich durchdringen und gegenseitig beeinflussen. Gerät eine Ebene aus dem Lot, können auch die anderen nur schwerlich einwandfrei funktionieren. Nur ein Heilsystem, dass die klassische Medizin mit den Ansätzen der Naturheilkunde verbindet, kann als zukunftsweisend und effektiv gelten.

Auf diesem Wissen aufbauend, müssten riesige Gesundheitszentren entstehen, in denen Fachärzte mit ganzheitlich arbeitenden Heilpraktikern Hand in Hand an der Gesundheit eines Menschen arbeiten. In denen diese Vertreter der beiden unterschiedlichen Herangehensweisen sich ergänzen und nicht in Konkurrenz zueinander stehen. Es wäre ideal, wenn der Heiler da ansetzt, wo der Mediziner an seine Grenzen kommt und umgekehrt. Nur so kann die Medizin der Zukunft aussehen. Aber das gegenseitige Misstrauen sollte aufhören. Warum nicht beide Ansätze in die Heilung eines Menschen mit einbeziehen? Warum können sich nicht beide Seiten aufeinander zu bewegen? Ist es so schwer zu glauben, dass der Mensch mehr ist als nur ein bloßer Körper, sondern ein komplexes Lebewesen mit mehreren, sich durchdringenden Dimensionen?

Wenn wir diese Tatsache nicht mehr verleugnen, sondern als Fakt anerkennen, können wir künftig Krankheiten und besonders die modernen Volkskrankheiten viel effektiver heilen oder lindern als bislang. Dann können wir dem einzelnen Menschen wieder richtig helfen und nicht nur dilettantisch an Symptomen herumdoktern. Nur mit einer mehrdimensional ausgerichteten Medizin kann unsere Gesellschaft auf Dauer so leistungsfähig bleiben, wie sie es heute ist. Denn der Schlüssel dazu liegt in der Gesundheit eines jeden

Menschen in unserem Land. Es muss ein völlig neues Medizinverständnis etabliert werden, das ganzheitlich auf den Menschen schaut und von dem ausgehend adäquate Strukturen geschaffen werden. Von einem effektiven Gesundheitssystem, das den Menschen in seiner ganzen Komplexität begreift und sowohl präventiv als auch bei einer Erkrankung behandelt, trennen uns noch Welten.

Zusammenfassend muss gesagt werden, ist die menschliche Gesundheit ein überaus komplexes Phänomen, in dem viele Komponenten im Gleichgewicht sein müssen, damit Gesundheit überhaupt möglich ist. Unsere moderne Welt stellt an uns hohe Anforderungen, im Job und im Privatleben. Stress, Hektik und permanente Zeitnot greifen unser ureigenes inneres Gleichgewicht an, bringen es ins Wanken und bescheren uns vielfach Unglück und Krankheit. Aus dem permanent erlebten und empfundenen Stress resultieren viele Probleme wie Ernährungsfehler, Bewegungsmangel, Überforderung, der Mangel an Seelenfrieden und... Glück! Dem puren Lebensglück. Der Freude am Dasein, am einfachen am-Leben-sein.

Wie können wir es schaffen, gesamtgesellschaftlich etwas so zu verändern, damit wir als Menschen wieder gesünder werden und es auch dauerhaft bleiben können? Wir müssen an vielen Schrauben im Getriebe drehen, an allen Ecken und Enden Änderungen vornehmen. Denn in unserem System ist der einzelne längst kein wertvolles menschliches Wesen mehr, sondern eine bloße Nummer, ein Ding, das man, wenn es kaputtgeht einfach gegen ein anderes austauscht. Wir müssen effektiv etwas gegen Stress und die fortschreitende Entmenschlichung unternehmen. Nur wie? Wenn die Produktivität jährlich steigen soll, wenn die Umsätze jährlich steigen sollen? Nach dieser Logik müssen die Menschen jedes Jahr noch schneller arbeiten als im vorigen. Nur: Sind wir nicht längst schon an unserer physischen und psychischen Belastungsgrenze angekommen? Eine noch stressigere Welt wird dazu führen, dass wir uns noch weiter voneinander entfernen, dass wir noch rücksichtsloser werden, noch furchtbarer miteinander umgehen. Wollen wir das? Oder wollen wir eigentlich anders leben?

Wir müssten als Gesellschaft insgesamt mehr für den Schutz der Gesundheit des einzelnen am Arbeitsplatz und im Privaten tun. Die Lebensmittelindustrie müsste sich auf den Kopf stellen und uns in den Supermärkten mehr gesunde, vitalstoffreiche Produkte zur Verfügung stellen. Die ungesunden Zuckerbomben sollten nicht mehr einen solch gigantischen Anteil an unserem Supermarktsortiment haben. Sport und Entspannungstechniken müssten ganz selbstverständlich in die Arbeitszeit integriert werden, Qi Gong, Tai Chi und Yoga zu unserem Alltag gehören. Denn es fehlt uns an Kraftquellen in dieser hektischen Zeit, in der viele Menschen täglich mit zahlreichen extremen Belastungen zurechtkommen müssen. Es fehlt an Tankstellen, die uns mit frischer Energie versorgen, um mit dem Tempo unserer Zeit schritthalten und die Herausforderungen tagtäglich meistern zu können. Für die Entspannung im Kopf und die Kräftigung des Geistes, der Seele und des Körpers können Sport und Meditationstechniken einen riesengroßen Beitrag leisten.

Aber auch was den Zusammenhang von emotionalen Konflikten – seien es vergangene oder gegenwärtige Belastungen – und körperlicher Gesundheit angeht, steckt die mediale Aufklärung noch in den Kinderschuhen. Die essenziellen wissenschaftlichen Ergebnisse der Psychoneuroimmunologie dürfen nicht weiter ignoriert werden, sondern sollten sich in unser aller Wissen verankern, um effektiver gegen Krankheiten wie chronische und psychosomatische Erkrankungen und Beschwerden vorgehen zu können. Würde der enge Zusammenhang zwischen Geist, Seele und Körper endlich gesamtgesellschaftlich anerkannt, stünden uns ganz neue Wege der Heilung zur Verfügung. Längst hätten sich Hypnose und andere alternative Heilungsmethoden, die beim Geist ansetzen und auf diesem Weg Heilung erzielen, etabliert und stünden nicht mehr im Verruf, esoterischer Mumpitz zu sein.

Wir müssten alle uns bekannten Maßnahmen zur Gesunderhaltung bündeln, hin und wieder Fastenkuren einlegen, eine gesunde Ernährung einhalten, probiotische Aufbaukuren und Entgiftungen durchführen und andere Verfahren nutzen, mit denen professionelle und breit aufgestellte Heilpraktiker schon seit langem mit Erfolg heilen. Dann sollte es möglich sein, den modernen Menschen gesund zu erhalten oder ihn von seinen unterschiedlichsten Leiden zu befreien beziehungsweise diese in ihrer Ausprägung zu reduzieren. Dazu bedarf es aber noch mehr Aufklärung und eines tiefgreifenden Sinneswandels bei jedem einzelnen von uns.

Last but not least gehört zu unserer schwierigen und unsicheren Zeit ein anderer Umgang mit den täglichen Sorgen und Belastungen. Wir alle sollten zu einer gelasseneren Einstellung finden, uns irgendwie entspannen, auch wenn das leichter gesagt ist als getan. Und dennoch: Wie sagte Buddha einst? „Lerne loszulassen, es ist der Schlüssel zum Glück!" Bekannt ist auch das Gebet: „Lieber Gott, Gib mir die Gelassenheit, Dinge hinzunehmen, die ich nicht ändern kann, den Mut, Dinge zu ändern, die ich ändern kann und die Weisheit, das eine vom anderen zu unterscheiden."

Nachwort

Die Weisheit des amerikanischen Business-Philosophen Jim Rohn „Sorge für deinen Körper, es ist der einzige Ort, den du zum Leben hast" sollte für uns alle zum täglichen Mantra werden – um unserer Gesundheit willen! Und wir sollten diese großartige Aussage noch um folgenden Satz erweitern: „Sorge auch für deinen Geist und deine Seele, denn sie entscheiden mit darüber, wie wohl du dich in deinem Zuhause fühlst." Denn positive Gedanken und ein stabiles emotionales Gleichgewicht sind essenziell für die Gesundheit eines jeden Menschen. Wohlan, du bist selbst deines Glückes Schmied. Gestalte dein Leben so, dass du auf Dauer zufrieden sein kannst und sorge für dein inneres Gleichgewicht.

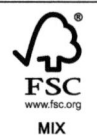